除瘟記

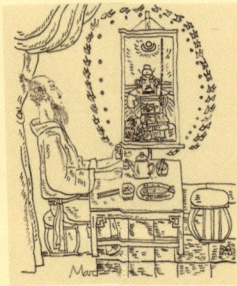

神瘟宴老耽蘇

除瘟记

中华瘟疫神话小讲

毕旭玲 著

施晓颉 绘

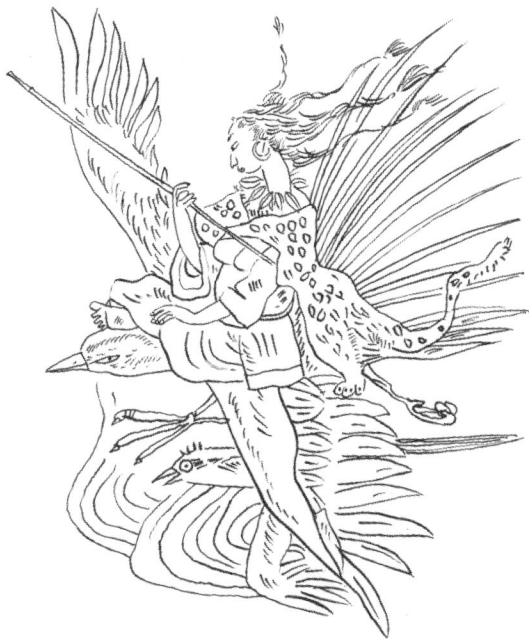

上海交通大学出版社
SHANGHAI JIAO TONG UNIVERSITY PRESS

内容提要

本书勾勒了中华瘟疫神话在社会历史进程中发展、演变的过程，讲解了中华先民对瘟神疫鬼的想象与理解，描绘了古人与各类传染病斗争的生动画卷，有助于传播防瘟治疫的传统经验与中华智慧。本书是学者毕旭玲和画家施晓颉精心创作的社科普及读物，包括十篇长文、十幅插画以及二十六幅古图，适合喜爱中华文化的读者阅读。

图书在版编目（CIP）数据

除瘟记：中华瘟疫神话小讲 / 毕旭玲著；施晓颉
绘. —上海：上海交通大学出版社，2021
ISBN 978-7-313-20974-0

Ⅰ.①除… Ⅱ.①毕… ②施… Ⅲ.①神话—作品集
—中国—当代 Ⅳ.①I277.5

中国版本图书馆CIP数据核字（2021）第035709号

除瘟记——中华瘟疫神话小讲
CHU WEN JI——ZHONGHUA WENYI SHENHUA XIAOJIANG

著　　者：毕旭玲		绘　　者：施晓颉	
出版发行：上海交通大学出版社		地　　址：上海市番禺路951号	
邮政编码：200030		电　　话：021-64071208	
印　　制：上海天地海设计印刷有限公司		经　　销：全国新华书店	
开　　本：787mm×1092mm　1/32		印　　张：7.75	
字　　数：78千字			
版　　次：2021年3月第1版		印　　次：2021年3月第1次印刷	
书　　号：ISBN 978-7-313-20974-0			
定　　价：35.00元			

我们为什么要了解中华瘟疫神话(代序)

　　灾害是人类神话的重要主题之一,我们熟悉的女娲补天神话就是一个典型的灾害神话。《淮南子》讲道:远古之时,支撑天的四根柱子轰然倒塌,大地也崩裂了,天无法覆盖地,地也承载不了万物。地上绵延的大火无法熄灭,洪水泛滥不止,猛兽到处吃人,凶禽袭击老弱。关键时刻,女娲挺身而出,用五色石修补天的漏洞,把大鳌的足砍下来当成擎天柱,堆积芦灰以抵御洪水的冲击，斩杀黑龙，平定叛乱，为百姓开创了一条生路。这里描述的其实是一次严重的地震以及地震引发的山火、洪水等次生灾害。当时生产力水平极端低下，如此严重的地震几乎断绝了民众的生路，给他们留下了难以磨灭的记忆。这段记忆后来就以女娲补天的神话形式流传下来。

除了地震以外，水灾、旱灾、火灾和瘟疫都是先民常常遭遇的灾害。如何抵抗这些灾害呢？除了及时躲避，力所能及地挽救生命之外，先民还将救灾的希望放在神灵身上，创造出诸多掌管灾害的神祇。他们在解释灾害发生的原因，记录灾害发生的过程，描述掌管灾害神祇的行为等方面的神圣叙事，就是灾害神话。

瘟疫神话是重要的灾害神话。在中华文明漫长的发展史中，先民常与那些被称为"时疫"

或"瘟疫"的恶性传染病正面遭遇。可怕的瘟疫不仅使先民感到恐惧，也引起他们的种种猜测、解释，由此产生了瘟疫神话。先民创造瘟疫神话的根本目的在于寻求解决之道，比如解释瘟疫产生的原因和传播的途径，寻找治疗疫病、挽救生命的诸种办法。可以说，瘟疫神话反映了先民与瘟疫顽强抗争的历史。

这里需要说明一下，本书所指的"神话"是广义神话，涵盖了所有关于神、鬼、精怪的幻想叙事，而不是狭义的仅指向神的早期叙事。

作为神圣叙事，中华瘟疫神话具有丰富的内容，除语言叙事形态之外，还包括仪式叙事形态与图像叙事形态两种。前者有祭瘟神、驱瘟神的仪式，后者有瘟神祠庙、瘟神塑像与画像等。它们共同呈现了独特的中华瘟疫神话。

中华瘟疫神话具有重要的功能与意义。

第一，中华瘟疫神话传递了防瘟避疫的中华经验与智慧。如《山海经》中精怪散播瘟疫的神话反映了先民对于野生动物传播疫病的粗浅认知，颛顼三子的神话表达了先民对于瘟疫的人际传播特点的初步了解。其中不少传授治瘟经验的神话融入传统节俗，借助仪式化的节日强化了防瘟避疫的观念及效果。

第二，中华瘟疫神话表达了先民面对恶性传染病时富有哲学意义的思考。例如赵公明由瘟神向财神的转化，表达了否极泰来的朴素辩证思想。又如，颛顼三子传瘟神话与方相氏驱疫神话是一对具有因果关系的神话，先有三子传播瘟疫，才有方相氏驱逐疫鬼，这种设定反映了万物相生相克的思想。上述两种观念都展现了先民在极端恶劣的条件下也不放弃希望的乐观精神。

第三，中华瘟疫神话传承了中华传统道德理想，为瘟疫大流行时期的社会提供了精神动力。在为寻求治病之药不惜遍尝百草而最终毒发身亡的神农氏身上，我们看到了中华民族大无畏的牺牲精神；而在鞭巫毁庙的抗疫神话中，我们看到了追求对症治疗的科学精神。牺牲精神和科学精神是中华传统道德理想的两大支柱，时至今日依然熠熠生辉。

第四，中华瘟疫神话也体现了先民对瘟疫进行社会管理的思想。在西王母神话中，先民将人类自己设立的刑罚与上天降下的瘟疫之灾统归西王母掌管，体现了他们试图将瘟疫纳入社会管理体系，进行有效防控的初步设想。而瘟鬼献方神话则表达了即使在传染病大流行时期也要进行有效社会治理，维持正常社会秩序的管理观念。

总的来说，中华瘟疫神话不仅在先民与瘟疫抗争的历史上发挥过重要作用，在当代依然有重要影响，是一笔宝贵的历史、文化和精神财富。这就是我们今天还需了解古代瘟疫神话的重要原因。

瘟疫神话虽然属于灾害神话，但与其他灾害神话又有明显区别，给人类带来瘟疫之灾的是具有生命，能自我复制且不断变异，与人类共同在地球上生息繁衍至今的致病性微生物，而非水、火、地震这些没有生命的物质或现象。从生物学角度看，人类与致病性微生物都属于生物，所以瘟疫神话除了讲述先民预防、隔离与驱除瘟疫的故事之外，也讲述了作为生物的人如何认知、处理与致病性微生物的关系。当然，由于古人的认知水平有限，他们的叙事往往充满了奇幻色彩，致病性微生物在神话中常常以瘟神疫鬼的形象出现。

在多数瘟疫神话中,我们看到的是人类将瘟神疫鬼视为对立面,想方设法征服、战胜瘟神疫鬼的叙事。这部分瘟疫神话数量比较多,本书所选的瘟鬼献方神话、徒手捉鬼神话都属此类。

在某些瘟疫神话中,瘟神疫鬼甚至成为人类的代言人,帮助人类完成他们无法完成之事,比如《夷坚志》就讲了瘟神除暴安良的神话:

宋代南城人陈唐、陈霆兄弟是当地有名的恶棍。一天,陈唐梦到自己被押到城隍庙,城隍爷问明他的身份后,就命鬼吏将他押到张大王庙。到了张大王庙,陈唐一下子就醒了。他将此事告诉妻子,对这个梦很恼火。那张大王不是什么正经的神,而是当地的瘟神。没过几天,陈唐全家都染上了瘟疫,陈唐、陈霆兄弟俩七窍流血而死,陈唐的母亲、妻子,陈霆的儿子及所有的奴仆，还有与他们来往的亲戚，甚至是为他们治病的尼姑、巫祝等二十多人也都染上了瘟疫，不久全死了。

虽然在今天看来，陈家这些人大概是死于急性传染病，但这则神话在古代却被作为瘟神处罚恶鬼的神话而得到了广泛传播。

在另外一些瘟疫神话中，我们还看到人与瘟神达成一种较为和谐的关系。清朝乾嘉时期的诗人、散文家袁枚在笔记小说《子不语》中记录了一则"苏耽老饮疫神"的神话：

杭州有一位生性滑稽的人叫苏耽老，喜欢嘲弄人，大家都不太喜欢他。大年初一，不知谁画了一张瘟神像压在他家门口。苏耽老看到画像后哈哈大笑，把瘟神画像请进家门，请它上座，与它一起饮酒，然后焚化了这张像。这一年瘟疫暴发，苏耽老的邻里都被传染了，争祭瘟神。那些身染瘟疫的人，像瘟神附身一般说：
"我瘟神大年初一受到苏耽老的款待，很惭愧，
也没有什么可回报的，你等若要我驱除疫病的
话，就请苏耽老陪我，这样我才肯去。"于是，祭
祀瘟神的人家都争相请苏耽老吃饭，吃得苏耽
老见了酒食就犯愁，他的一家老小竟没有一个
人患瘟疫。

根据瘟疫神话的叙事内容，我们可以概括
出古人对人类与致病性微生物关系的三种主要
认知：第一，始终处于对立关系中，人类需要不
断地与传染病斗争；第二，人类获胜，制服了致
病性微生物；第三，人类与致病性微生物达成一
种微妙的平衡，和谐共处。

如何处理与传染性疾病的关系，恐怕是当
前和今后一段时期内全人类共同关注的重要问
题。中华瘟疫神话反映的这三种关系或许为此

提供了一些有益启示。

无论中华瘟疫神话讲述了怎样的故事,我们都不能忘记它被创造的初衷:剪除瘟疫,恢复安宁。阅读之旅也是共情之途,让我们开启这段除瘟驱疫的神话之旅,在体验悲欢离合的同时,领略伟大的中华经验与智慧。

目　录

目 录

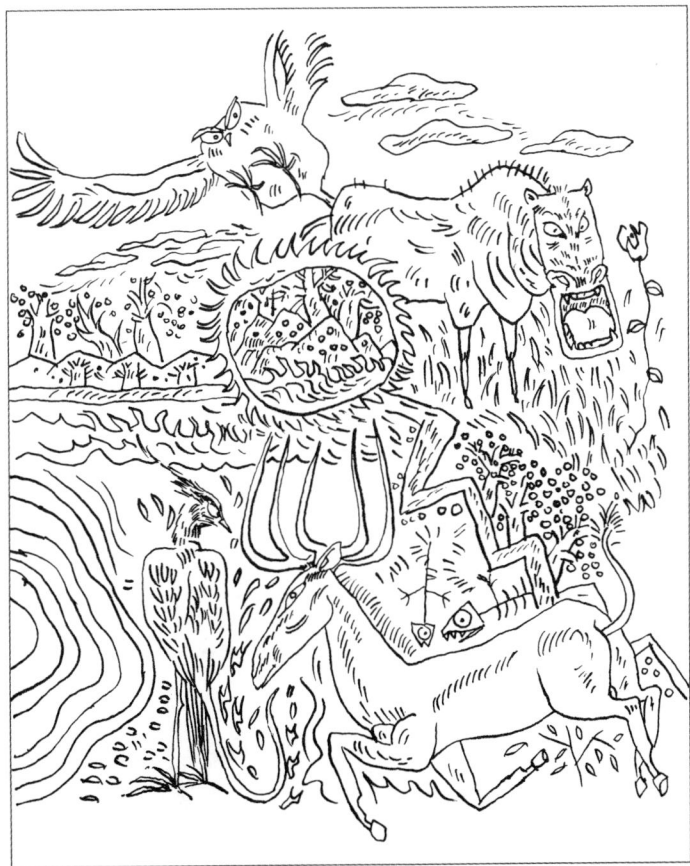

四海八荒，上古神话的动物都是先人组合拼装的，简直是动物版的乐高玩具。

——施晓颉

动物传播疫病，这对先民来说不是秘密。

一　《山海经》中的瘟疫精怪

　　在地球四十多亿年的时光中，曾有过数次被大规模冰川覆盖的冰期，离我们最近的一次是第四纪冰期，从距今二三百万年前持续到距今一两万年左右。冰期中并不只有持续的严寒，也有气温回暖、冰川融化的间冰期。正是经历了这种冷暖交替的极端气候的考验，最早的人类从动物界脱离出来，逐渐成为万物之灵长。

　　早期人类的生活极为艰难，气候温暖时，还

可以采野果、挖树根、捉昆虫、捕鱼虾果腹。但当严寒到来的时候，到处都被厚厚的冰层覆盖，食物来源大大减少，原始人只能依靠捕捉那些在严寒中还能生存的大动物，获得食物以及"衣物"。狩猎的次数多了，他们开始学会利用自然物作为工具，比如石块和植物的枝干。后来，他们还学会通过敲打的方式将石头加工为工具，甚至利用这些石制工具再制作出其他捕猎用具。在中华大地上，早在180万年前的今山西芮城黄河左岸的高地上，就出现了能够熟练使用石制刮削器、砍器、尖状器，以及石核、石片等加工制作狩猎工具的西侯度人。大约十万年以后，在遥远的云南元谋，在草木丛生的亚热带森林里和草原上，出现了一群也以打制石器制作工具狩猎为生的元谋人。此时，中国社会已进入旧石器时代。

狩猎劳作在人类发展史上有着非凡的意义,狩猎技巧的探索使人的大脑得到锻炼,而从动物肉中获得的蛋白质又促进了人的体质的提高。但同时,狩猎中与动物的近距离接触,狩猎后生啖肉的饮食方式,都可能使以动物为宿主的病毒传到人身上,并造成大范围的传染与死亡,这便是《韩非子·五蠹》所描述的情况:"民食果蓏蚌蛤,腥臊恶臭而伤害腹胃,民多疾病。"原始人虽然没有现代人这么聪明,更没有什么条件开展医学研究,但在长期的实践中也发现了动物与传染病之间的联系,并将这些经验以神话的方式总结出来,传承下去,希望子孙后代能够避开这些灾难,这就是最古老的中华瘟疫神话的来历。

早期瘟疫神话记录在奇书《山海经》中。《山海经》是一个巨大宝藏,保存了大量早期信息，包括山川、道里、族群、物产、药物、仪式等，还有很多神话——我们熟悉的女娲补天、夸父逐日、精卫填海、大禹治水等神话都能在其中找到踪迹。《山海经》现存十八卷，包括"山经""海经"两大部分。其中"山经"篇幅最大，它涉及的空间范围其实就是当时人口聚集的陆地。先民对这片区域的了解最深入，因此对花草树木、走兽飞禽、奇石矿产的描摹也最细致。而"海经"则涉及远离政治文化中心的人口稀少之处，先民了解不多，因此保存下来的信息也相对较少。先民用以传达瘟疫信息，警示后人的早期瘟疫神话都出现在"山经"，更准确地说，集中在"东山经"和"中山经"两卷。

妖禽异兽能传瘟

絜钩与跂踵是两种能够传播瘟疫的精怪，

它们的外形都像鸟。

　　有一座硬山,硬山的南边流过一条河,因山而得名硬水。站在硬山上向东眺望,可以看到远处宽广的湖泊。硬山上生活着一种鸟,名为絜钩,看起来很像野鸭,却有一条老鼠尾巴。絜钩擅长爬树。据说,它出现在哪里,哪里就会暴发瘟疫。

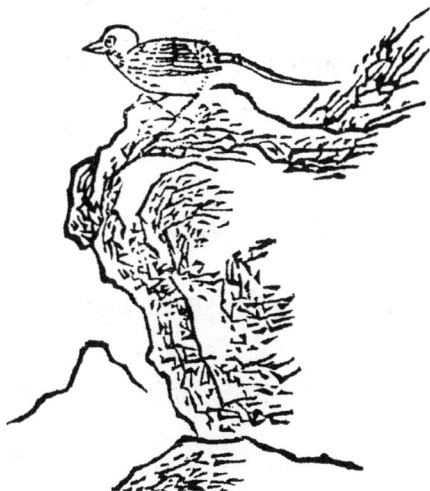

图1　絜钩(明代蒋应镐绘图本《山海经》)

有一座复州山，山上盛产檀树，山南还蕴藏着储量丰富的黄金矿。在这座能令人大发横财的复州山上却栖息着一种危险的鸟，名为跂踵。跂踵看起来很像猫头鹰，但只有一只脚，身后还长着一条猪尾巴。跂踵出现之处，往往会发生大瘟疫。

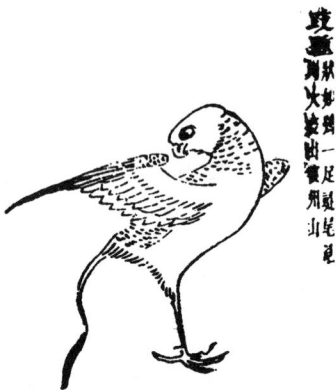

图2　跂踵（清代吴任臣《山海经广注》）

两晋著名文学家郭璞是第一个认真研究过《山海经》的学者，注解《山海经》后，他又写了一卷《山海经图赞》，为《山海经》中的奇禽异兽各赋了一首四言赞诗，赞诗古朴有趣，含意深远。他这样描述跂踵："跂踵为鸟，一足似夔。不为乐兴，反以来悲。"郭璞说的"夔"是一种与饕餮、龙、凤齐名的上古神兽，其典型特征也是只有一只脚。《山海经》说它外形像牛，但头上无角，身体为青灰色。夔善于潜水，每次出水入水都会引发暴风骤雨。夔的眼中闪耀着如日月一般的光辉，而它的吼声则像雷声那样响亮。相传，黄帝与蚩尤大战时，为了鼓舞士气和震慑敌人，便派人捉住夔，用它的皮制了一面鼓。为敲响这面鼓，黄帝又命人捉了雷神，用他的骨头制作鼓槌。当雷神骨做的鼓槌敲响夔皮之鼓时，天地为之变色，日月黯淡无光，蚩尤大军很快便失去了战斗力。《说文解字》等文献又认为夔是一只脚的龙。在商周时期的青铜器上，有大量夔龙的形象，它们呈现出相似的外形特征：身体狭长，尾部上卷,一足。总的来说,夔是一种驱邪避秽、寓意吉祥的瑞兽。但同样只有一只脚的跂踵并不为安乐起飞,却给人间带来悲苦。

猴与蜚也能散播瘟疫,它们长得像兽。

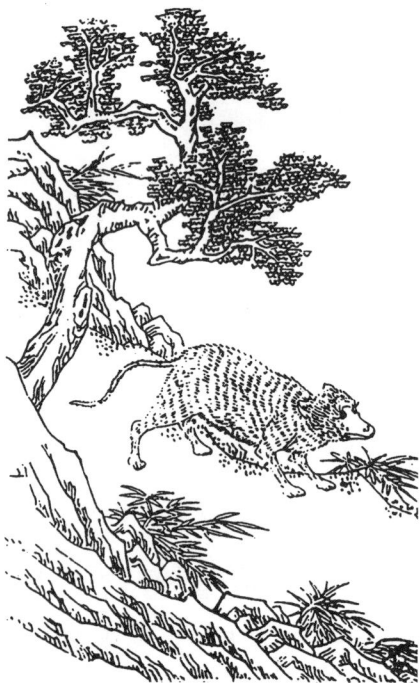

图3 猴(清《禽虫典》)

狨生活在乐马山上，长得像獂鼠，全身通红如火，所经之处都会引发瘟疫。

太山是一座富饶之山，盛产金矿石和玉石，山间出没一种名为蜚的野兽。蜚形似牛，尾巴像蛇，白色的头上只长着一只眼睛。蜚是一种极其可怕的野兽：它进入水中，水就会枯竭；它路过草地，草就会枯死；它出现在哪里，哪里就瘟疫横行。

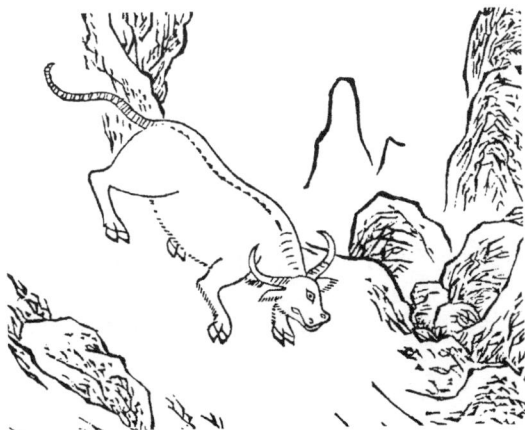

图4 蜚（明代蒋应镐绘图本《山海经》）

蜮简直是万物杀手，它传播的病毒不仅在人群中引发瘟疫，更会污染水源，毒害植物，所过之处，寸草不生，万物寂灭，因此郭璞写道："蜮之为名，体似无害。所经枯竭，甚于鸩厉。万物攸惧，思尔遄逝。"郭璞将蜮与著名的毒鸟——鸩鸟相比。鸩鸟是传说中一种以毒蛇为食的鸟，生活在岭南一带，体型比鹰略大，羽毛为紫绿色，有剧毒。相传，鸩鸟在山泉中洗浴后，泉水就变成了毒水，误饮泉水之人将立即中毒而死。山泉等自然水体中含有寄生虫、病毒等，人类饮用之后患病之事并不少见，这大约就是鸩羽有毒传说的根源。但后来这一说法被利用，鸩鸟的羽毛成了毒药。《左传》说：鸩羽上的毒无色无味，容易溶解于液体中，因此只要将鸩羽浸入酒中，无毒的酒顷刻间便成为毒酒，即鸩酒。

历史上有很多用鸩酒杀人的记录，《南唐

书》载：南唐皇帝李昪担心大臣周本的威望太高，威胁自己的统治，就想诛杀他。一次宴会，李昪借故赐给周本一杯毒酒，而周本觉察了李昪的意图，将半杯酒奉还给他，以示君臣一体。正当李昪不知所措之时，宫廷乐人申渐高借献艺之机，请求李昪将酒赐给他，并当场饮下，还将酒杯揣在怀中带走了。可惜，这位顾全君主颜面的乐人没有等到皇上派人送去的解药便"脑裂"而亡了。因鸩毒太过猛烈，不少朝代都曾出台过禁令，比如晋代朝廷曾下令严禁鸩毒，并且不准鸩鸟过江，私人喂养的鸩鸟被发现后都被当场烧死。

　　鸩毒在中华历史上令人谈之色变，但郭璞认为蜚兽之毒更甚于鸩毒，关键在于它的传染性很强。在蜚兽散播瘟疫的神话叙事中，先民注意到瘟疫的传染性。蜚兽体型再巨大，也只接触一部分草木、水体，却能引起整个水源的枯竭，整片草地、森林的死亡，这其实暗含了先民对病毒传染性的认知。

上述四种鸟兽传播瘟疫的原始神话虽然叙事情节简单，却代表了早期人类对瘟疫的产生与传播规律的初步认知，传达了非常重要的信息。人类大规模的传染病是哪里来的？早期瘟疫神话认为是动物散播的，无论是飞禽还是走兽，都可能向人类散播病毒。当然，这些动物并非日常生活中习见的模样，先民赋予它们特出的形态，让它们成为某种精怪，以增强神话的神秘性和说服力。这是将日常经验神话化的结果，同时也是日常经验总结与提炼后的产物。我们将这些内容还原、扩充后，便能看到先民对于携带病毒的动物类型的认知。跂踵是猫头鹰与野猪的组合，絜钩是野鸭与老鼠的组合，蜚是野牛与蛇的组合，猴大约指向刺猬、老鼠等小型哺乳动物。散播瘟疫的精怪被想象为这些野生动物并非偶然，而是先民在长期狩猎过程中的经验总结，他们发现这些野生动物与人类传染病之间有着比较直接的关系。

今天发达的医学已经证明动物能传播许多传染病，比如禽流感、鼠疫、流行性出血热等。先民虽没有发达的生物研究技术，却有着丰富的生活知识。在上百万年狩猎动物的过程中，他们总结出了动物传播疫病的经验。在文字尚未产生之前，在口传神话作为重要的记录和解释工具的早期社会，为了防范疫病，先民将他们认为的可能传播疫病的野生动物神化，创造出早期瘟疫神话。这种文化行为不仅是对传染病来源的解释，同时也是对后人的警示，提醒我们在接触这些野生动物时应该小心谨慎。

水怪鸟精善御疫

旧石器时代持续了上百万年，狩猎和采集一直是当时人类的主要谋生方式。在与动物接触的过程中，先民除了发现某些动物能传染疫病之外，也发现另外一些动物在预防甚至是治疗传染病方面有一定的作用，同样用神话把这些信息记录下来。

有一座枸状山，山上盛产黄金和美玉，山下有青碧石矿。沢水发源于枸状山，并向北流入大湖，水中盛产箴鱼。箴鱼形似鯈鱼而嘴尖如针。人吃了这种鱼，可以治疗瘟疫。

箴鱼在我国沿海和长江等各大河流都有分布。

有一条名为葛山的山脉，葛山的主峰光秃秃的，不长草木。澧水发源于此，向东流入余泽

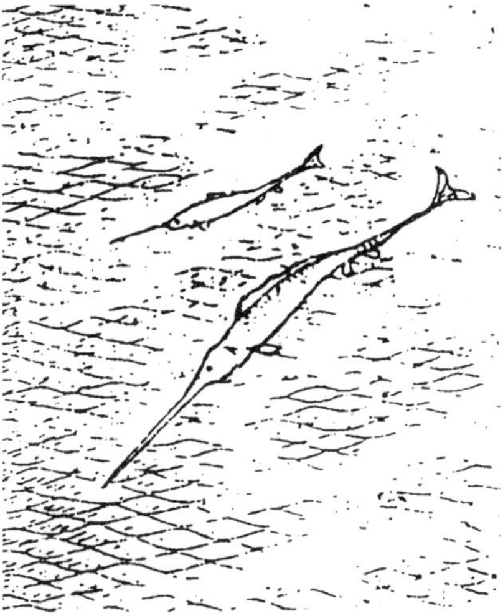

图5 箴鱼（清《禽虫典》）

湖。澧水中盛产珠蟞鱼。这种鱼的形状像肺叶，长着四只眼、六只脚，脚还可以生出珠子来。珠蟞鱼吃起来酸中带甜，吃了它可以预防瘟疫。

从整体上看，珠蟞鱼更像甲鱼，扁平而有脚。

有一座堇理山，山上生长着很多松树、柏树和梓树，山北盛产可以用作染料的丹雘和黄金矿石，山间还常有虎豹出没。山中有一种鸟，状

珠蟞鱼其状如肺六足四目有珠出濯水

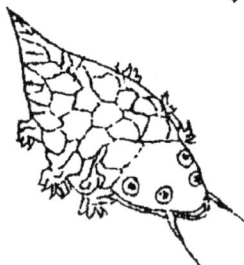

澧水之鮮形如浮肺軆兼三才以貨贾害疢用瓩多何以自瘉

图6　珠蟞鱼（清代郝懿行《山海经笺疏》）

如喜鹊，长着青黑色的羽毛，鸟喙为白色，眼睛和尾巴也是白色。这种鸟叫作青耕，它可以抵御瘟疫，经常"青耕、青耕"地鸣叫。

抵御瘟疫，其实也是预防和治疗传染病的意思。黑羽白喙的青耕鸟，其原型是喜鹊。

郭璞为青耕鸟写诗，赞曰："青耕御疫，跂踵降灾。物之相反，各以气来。见则民咨，实

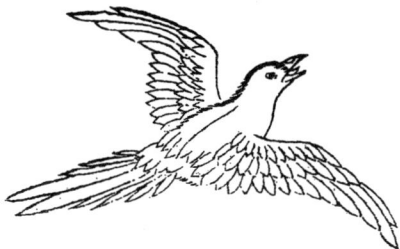

图7 青耕（明代胡文焕编《山海经图》）

为病媒。"他将青耕鸟抵御时疫的功能与降灾的跂踵鸟对比，认为它们同样是鸟，却因禀受精气的不同而有相反的功能，跂踵一出现就会引起民众的嗟叹，因为它是传播疫病的媒介。

这实在是一种超前的科学认知：动物传播疫病或者预防、治疗疫病的功能是"各以气来"，即天生的，并非它们故意危害人类或者有益于人类，只有当人类接触这些动物，才会触发它们传播瘟疫的性能，或者发现它们预防、治疗疫病的功能。

郭璞是生活于距今一千六七百年前的一位奇才。多数人对郭璞的印象可能仅停留在他高深的文学造诣，比如在"江郎才尽"的故事中，向江淹讨回五彩笔的人正是郭璞。实际上，郭璞还精通阴阳术数及历法算学，是数学家、天文学家、博物学家和风水学者。他的生平事迹几乎就是一部魔幻小说，撒豆成兵、卜卦预测、捉妖降魔都是他的看家本领。相传，东晋权臣王导很器重郭璞，让他为自己占卜。郭璞算出王导将有雷灾，让他向西数十里去寻找一段柏木，放到睡觉的地方。王导照此办理，数日后果然发生雷击，柏木被震碎，而王导无恙。又传晋惠帝、怀帝时，兵乱刚露苗头，郭璞就预知了兵灾，联络亲戚朋友数十家准备移居东南避乱。路上，郭璞一行偶遇因良驹新丧而悲痛的大将军赵固。郭璞进言说自己能救回马驹,他指导赵固的手下到三十里外的土地庙抓回一只长得像猴的小兽。小兽对着死马的鼻子呼气,很快马驹便复活了。可惜,正值壮年的郭璞后来在王敦叛乱中被谋害了。去除那些奇幻的成分之后,我们在郭璞的事迹中看到的其实是一位科学家周密的观察和精准的判断,是对于人与自然关系的充满哲理和自省意识的客观认知,这些认知对当代人如何处理人与自然的关系依然有深刻的启发意义。

不仅一千六七百年前的郭璞对动物传染疫病的规律有科学认知,数万年前的先民在长期对抗传染病的过程中,也摸索出一些行之有效的治疗方法,箴鱼治疗瘟疫、珠鳖鱼预防瘟疫、青耕御疫这三则神话,其实就反映了先民使用动物药治疗瘟疫的实践。箴鱼、甲鱼以及青耕的原型喜鹊，都是古代医书中常载录的动物药材。比如清代汪绂的《医林纂要探源》认为箴鱼有滋阴的功效，可以治疗组织溃烂和痢疾。明代李时珍的《本草纲目》认为鳖甲可以治疗疟疾，鳖肉能治疗痢疾。痢疾和疟疾都是传染性疾病。北宋苏颂等编撰的《本草图经》和明代李时珍的《本草纲目》等文献记录了喜鹊入药的方法与适应证，认为喜鹊肉具有清热、散结、补虚等功效，可以治疗肺结核等传染病。今天当我们回顾早期瘟疫神话时才发现，这些载入医学书籍的治疗方法其实都源于原始先民治疗疫病的实践探索。

动物预防与治疗瘟疫的神话在中华文化史上有着深远的影响。比如青耕御疫神话在后世演变为"灵鹊报喜"的民俗观念。之所以发生这样的变化，一方面是因为喜鹊是青耕鸟的原型，另一方面也与青耕使人间恢复安宁的神话寓意吉祥、令人喜悦有关。李时珍在《本草纲目》中解释"喜鹊"之名的由来，说它"鹊鸣喳喳，故谓之鹊"，"灵能报喜，故谓之喜"。总结了宋以前鸟类知识的《禽经》认为喜鹊不仅能预报天气，也能预报人间的喜事。当喜鹊仰头鸣叫时天会变阴，俯身鸣叫时便会下雨，民众一听到它的叫声，身边就有喜事发生。直至今日，不少人对于"灵鹊报喜"依然有较深的认同。

随着体力的增强与智力的提高，在八九千年前，人类进入了新石器时代。同时，威胁人类生命安全的病毒也在不断进化。在与瘟疫共存和抗争的过程中，先民继续书写着中华瘟疫神话。

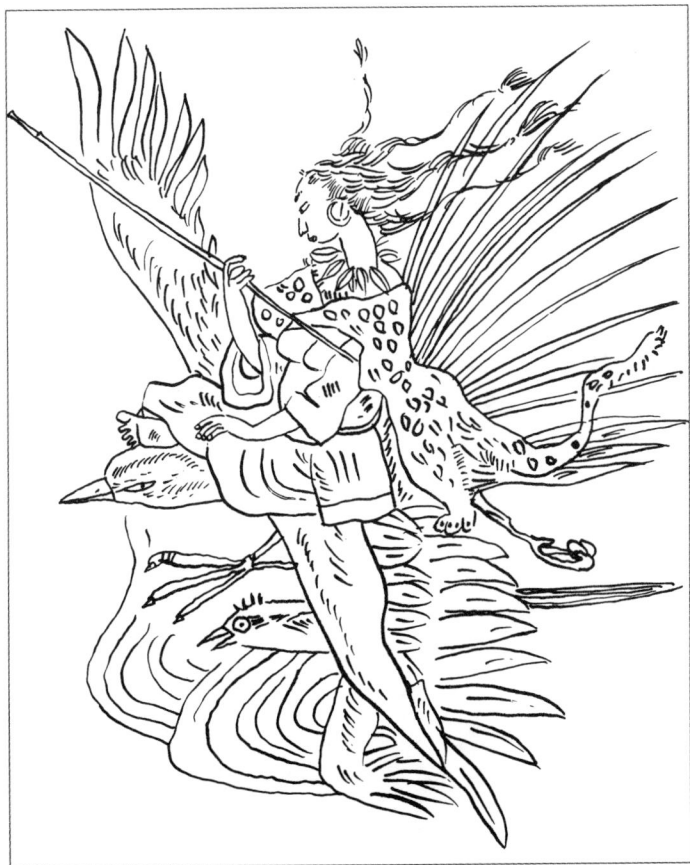

按照《山海经》的描述，西王母简直就是个老妖婆！那我还是要尽量把她画得美美的。

——施晓颉

难以想象，端庄秀丽的女神王母娘娘曾是虎齿豹尾的瘟神。

二　掌瘟赐寿的西王母神

磨制石器的产生是新石器时代来临的标志。比起旧石器时代粗糙的打制石器，磨制石器要精致许多，当然制作工序也更复杂，要先将石材敲打成适当的形状，然后在砥石（俗称磨刀石）上研磨，进行精细加工。常见的磨制石器包括石斧、石凿、石刀、石镰、石镞等。新工具的出现不仅提高了生产力水平，也锻炼了先民的大脑，促使他们开始思考一些问题，其中既包括"明天吃什么"这样紧迫的生存问题,也包括"风雨雷电如何产生""人为何会生老病死"这样虽不紧迫却令他们长久疑惑的问题。当然,他们无法寻找到答案,只好创造出"神"来解释。

造神也不是一蹴而就的事情。先民对于"神"的认知一开始仅是某些有思想、能影响人类的物质,它们分布广泛,有学者将这一阶段称为"泛灵论"或"万物有灵论",这种有思想、能影响人类的物质就是"灵"。先民举行各种仪式表达对"灵"的崇拜,希望"灵"能护佑他们,有些聚落还将某种自然灵物认定为自己的图腾祖先或标志。相传,七千多年前的黄河流域兴起了一个以熊为图腾的古老氏族,名为"有熊氏"。当时有熊氏的首领是少典,而少典就是黄帝的父亲,所以在很多文献中黄帝也被称为"黄帝有熊氏",因为他出自一个以熊为图腾的氏族。将自然形态的动物、植物和非生物作为崇拜对象的阶段持续了很长时间,其影响一直延续到当代。山东蓬莱等地的渔民至今仍将鲸鱼作为鱼神来崇拜,尊称鲸鱼为"老人家",在海中与鲸鱼相遇时,常要焚香叩拜。

后来,"灵"逐渐有了自己的形体,有了具体的职司,甚至有了性格,"灵"就渐渐转化为"神"了。灵与早期神的界线其实并不那么清晰,如果非要给它们定下一条分界线的话,那可能要以人的形象的显现为界了。在泛灵论阶段,人类认为什么东西都比人厉害。但渐渐地,当人类拿着自己制造的工具一次次打败了比人类高大强壮许多的动物后,自信心大增,并隐约觉得人类可能是更优秀的物种,因此在造神的时候不自觉地将自己的形象融入神的形象。当然，因为经历过以自然物为形体的阶段，所以早期神往往表现出"半人半兽"的体貌特征，西王母就是当时先民创造出来的一位半人半兽的瘟疫之神。

半人半兽司瘟疫

西王母是早期非常重要的神灵，《山海经》多处记录了她的神话。

在西海南岸、赤水后方的流沙河畔，有一条连绵起伏的山脉，名为昆仑山。其中有一座靠北的山峰，山上遍布美玉，被称为"玉山"，西王母就居住在玉山的山洞中。西王母看起来像人，却有着豹子的尾巴和老虎的牙齿。她还喜欢吹口哨，头发常常不梳，随意披散着，戴着玉发卡。没事的时候，西王母喜欢倚着桌几站立。南面有三只青鸟，它们是西王母的使者，专门为她四处搜寻食物。

　　《西山经》说西王母"是司天之厉及五残"之神，"天之厉"是指上天降下的瘟疫。从"天之厉"一词来看，先民的瘟疫观发生了重要变化，从最早期的动物传播瘟疫转变为上天降下瘟疫之灾，这是原始信仰产生以后发生的变化。

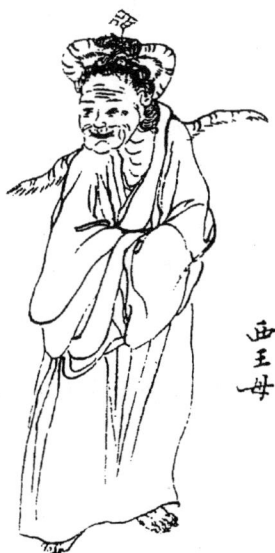

图8　西王母（清代汪绂《山海经存》）

这种变化可能是由足以导致原始氏族全族覆灭的大型传染病引发的。公元前3300年—前2400年，长江三角洲分布着大大小小、成百上千个良渚文化氏族，良渚先民住在水网密布的小块陆地上，以独木舟为主要交通工具，不仅从事农业生产，还有较为发达的手工业，会制造精美的玉器、陶器。但考古发现证明：在四千年前左右，良渚先民突然消失，直到近一千年以后，才有与良渚文化特征相差很远的马桥先民出现。对于良渚文化消失之谜，学界有诸种猜测，其中瘟疫说、洪水说的认同度较高。瘟疫说认为：一场特大型传染病在长江三角洲的蔓延，导致不少良渚氏族先后灭绝，其余氏族为逃避瘟疫而不得不外迁。

实际上，人类发展史上有不少某种文明突然消失之事。比如距今12万年前就在欧洲大陆上生活的尼安德特人在3万年前突然消失；又如曾在美洲大陆上创造出辉煌文明形态的古玛雅人在公元8世纪左右也突然消失。有学者研究后认为，瘟疫在这些文明的突然消失事件中或许起到了关键性作用。本书认同这种观点，因为确实没有什么能比一场瘟疫更能毁灭人类文明了。有统计显示，欧洲中世纪暴发的黑死病直接导致了2 500万人的死亡，约占当时欧洲人口的三分之一。我们常在一些文学和历史作品中"看"到中世纪欧洲的黑暗，实际上，到15世纪末，欧洲已有40多所大学，并可以在医学等学科授予博士学位。但即使是这样，黑死病依然对欧洲造成了沉重的打击，成为人类历史上挥之不去的阴影。更不用说，在尚没有任何医学研究的原始社会，面对瘟疫的威胁，先民别无良策。在一片垂死挣扎的黑暗中，神灵信仰可能成为他们眼中唯一的光,成为他们心中唯一的慰藉。

令我们感动的是,即使在面临动辄灭族的恶性传染病的威胁时,先民依然没有丧失生存的信心,依然有控制这些可怕传染病的想法,而不是彻底地缴械投降,他们创造了早期西王母这一管理瘟疫之神的形象。“司天之厉”的“司”是掌管、管理的意思,也就是说,西王母可以降下瘟疫,也可以消除已经发生的瘟疫。

从动物散播瘟疫到西王母掌管瘟疫,这不仅是神话情节的变化,更表现了先民试图控制瘟疫传播的初步想法。西王母不仅是掌管瘟疫之神,也是掌管“五残”之神。“五残”就是五种刑罚,在奴隶制社会主要指实施于人体的肉刑,比如面部刺字、割鼻子、挖膝盖骨、毁坏生殖器、死刑等。到了封建社会,五刑包括笞刑(俗称打板子)、杖刑(打很多下板子,一般在五十以上），以及限制甚至剥夺人身自由的刑罚——徒刑（剥夺一定期限的人身自由，并强制服劳役）、流刑（流放且剥夺人身自由）、死刑。无论在哪一个朝代，刑罚都是进行社会管理的有效工具，将人类自己设立的刑罚与上天降下的瘟疫之灾统归西王母掌管，体现了先民试图将瘟疫纳入社会管理体系，对它进行有效防控的初步设想。

　　请不要对这种看似幼稚的想法嗤之以鼻，因为神话往往为人类的科学探索提供了方向，正是先有了以神话表达的理想，才有后人将理想变为现实的科学实践。比如我们的祖先创造了嫦娥奔月神话，表达了探索月球奥秘的想法，当代科学家就制造了月球探测器，把神话变成了现实——到2020年底，先后有五位中国"嫦娥"奔向了月球。

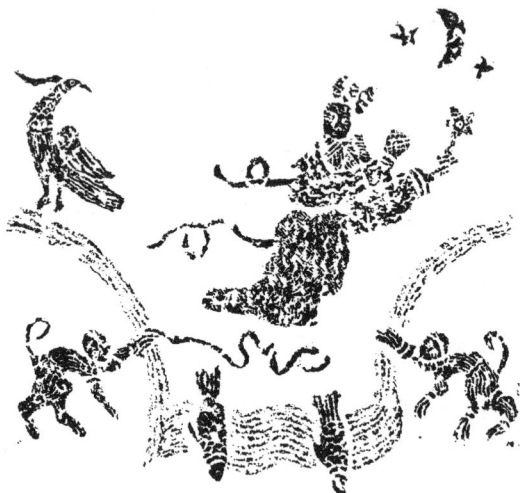

图9　嫦娥奔月（汉画像石，安徽淮北出土）

　　瘟神西王母的形象对大多数人来说是模糊的，但如果提到王母娘娘，大概就无人不晓了，其实这两位是同一个神。从半人半兽的早期西王母到端庄威严的道教最高女神，西王母的形象经历了漫长而曲折的变化，但瘟疫之神的烙印即使在王母娘娘的身上也挥之不去。

二　掌瘟赐寿的西王母神

端庄女仙赐长生

先秦时期，西王母已经完成了从半人半兽到人形的转变。此时期保留下来的西王母神话主要记录于《竹书纪年》和《穆天子传》中。《竹书纪年》是记载夏、商、西周、春秋时晋国以及战国时魏国史事的编年体史书，因书写在竹简上而得名。《穆天子传》又名《周王游行》，是一部历史小说，主要记录了周穆王西巡之事，由大量神话组成。周穆王是西周第五代王，姓姬名满，是一位充满传奇色彩的君主，他不喜欢在朝中理政，常年在外征讨、巡游。神话讲道：周穆王曾于登基后的第十三年和第十七年两次西征。第十三年，周穆王到达西王母的使者——青鸟所居之地。第十七年，周穆王再次西征，在昆仑山见到了西王母。周穆王以白圭、黑璧为见面礼,并在西王母的瑶池设筵款待西王母。筵席上,西王母自述为天帝之女,与虎豹、乌鹊为伴,并为穆王献上一曲歌谣,祝愿"将子毋死",即健康长寿。两人以吟诵歌谣的方式往来,颇有些相见恨晚的男女之意。此神话虽没有对西王母的外貌进行描写,但从她熟悉贵族往来的礼仪,善于吟咏,自述为天帝之女等细节来看,肯定不是喜欢吹口哨,披头散发的半人半兽的妖婆,而是一位端庄的贵族女子了。

在周穆王与西王母相会的神话中,西王母似乎具有了祝福人长寿的能力。到了汉代,这种能力得到了增强,西王母作为能赋予人长生不死能力的女仙而成为汉人最崇拜的神灵。汉代卦书《易林》里保留了不少民众向西王母祈祷的言辞,如"患解忧除,王母相予。与喜俱来,使我安居","引髯牵须,虽拘无忧。王母善祷，祸不成灾"。位于今山东省的齐地是汉代西王母信仰的中心之一，当地老百姓将夏至日祭祀西王母视为一年中的重大祭祀活动。同为齐地人所著的《管子》对此有记录。齐地民众崇拜西王母的信仰行为在西汉末年甚至一度发展为对汉王朝统治构成极大威胁的群众性政治运动。

运动发生于建平四年，即公元前3年，距离被视为西汉灭亡标志性事件的王莽篡汉自立仅剩11年。这一年关东大旱，持续数月没有降雨，田地里大片庄稼枯萎，民众缺水断粮，纷纷逃离家乡，形成庞大的流民群体。这时，有人借着祭祀西王母的名义掀起骚乱，鼓动受灾农民手持麻秆、禾秆等物一边奔跑，一边呼喊"传行西王母筹"。成千上万的流民披头散发，昼夜不停地狂奔过二十多个郡和封国，一直跑到京城。京城里的百姓也被鼓动起来，在夜里点燃火把，敲锣打鼓，大声喊叫，还有人在街道和田野聚会，举行各种仪式祭祀西王母。这一狂热活动甚至蔓延到全国各地，直到半年多以后才逐渐平息，对西汉的统治秩序构成严重威胁。

西王母能使人长生不死之说，在后羿射日的神话中也得到了展现。

上古时期，曾有十个太阳一起出现在天上，地上的庄稼、草木都被旱死了，人们找不到食物。猰貐（状如狐，声如婴的怪兽）、凿齿（獠牙有三尺长的怪兽）、九婴（有九个头，能喷火的怪兽）、大风（巨鸟）、封豨（大野猪）、修蛇（大蛇）等怪兽到处吃人。天帝命后羿下凡，为人间除害。后羿诛杀了危害人间的怪兽，还将炙烤大地的十个太阳射下来九个。但这十个太阳其实是天帝的儿子,天帝丧子后悲痛不已,将后羿及他的妻子嫦娥贬下凡间。嫦娥无法忍受凡人的生老病死,后羿便跋山涉水来到昆仑山,向西王母求取不死之药。西王母同情后羿的遭遇,赐给他一颗仙药,二人分食可长生不死,一人食之则可白日飞升。嫦娥重返天庭之心异常迫切,便偷食仙药,飞向月宫。

西王母信仰中使人长生的能力是如何产生的呢?这与她瘟疫之神的最初身份相关。作为司瘟疫之神,西王母既可以降下瘟疫,又可以消除

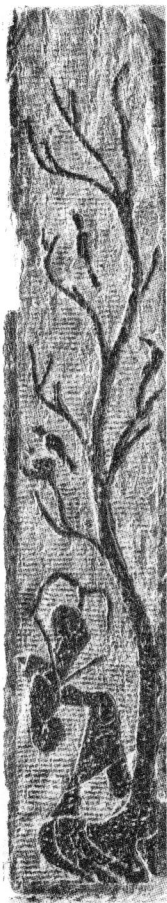

图10　羿射十日(汉画像,河南南阳出土)

瘟疫。消除瘟疫的结果就是挽救了性命,延长了生命,所以,西王母信仰中掌管瘟疫与护佑长生的内涵其实是一体两面的,健康无忧自然能长命百岁,健康长寿也是先民试图对瘟疫进行管理而要达到的目标。因此,随着时间的流逝,西王母信仰中就产生了护佑长生的内涵。

汉代的西王母被认为是一位中老年女性。西汉大辞赋家司马相如在《大人赋》中描述了时人心目中的西王母:一个老妪,头戴玉发饰,住在洞穴里,以三足乌为使者,白发苍苍但长生不死。

西汉另一位著名的辞赋家扬雄在《甘泉赋》中称赞西王母,说她像一位雍容、尊贵、慈祥的母亲。这种想象与西王母赐福长寿的职司相关,民众认为老而弥坚乃长寿的象征,道教中的南极仙翁(也就是寿星)以须发纯白的老者形象出现,也是这种逻辑的产物。

在很多汉代画像石中,供西王母差遣的并非三青鸟,而是三足乌。这是西王母神话在汉代的一个变化。

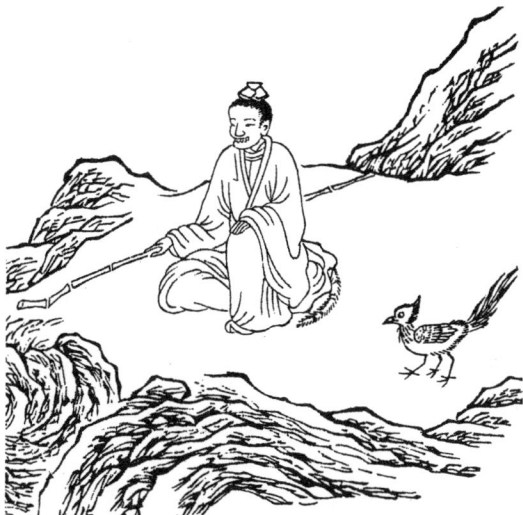

图11 西王母与三足乌(明代蒋应镐绘图本《山海经》)

东汉以后,西王母在神话中逐渐演变为三十多岁、貌美无比的女仙,并且与仙桃有了直接的关系。汉晋时期成书的《汉武故事》和《汉武帝内传》记载:

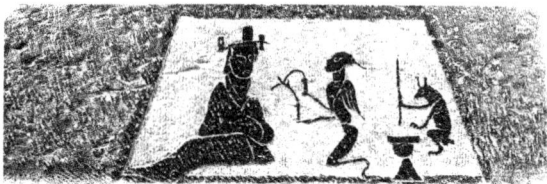

图12 掌管仙药的西王母（汉画像石，河南南阳出土）

农历七月初七中午，汉武帝在承华殿斋戒时，忽然看到有青鸟从西方来。东方朔告诉汉武帝，这是西王母即将降临的预兆。果然，当晚入夜不久，空中传来隐约的雷声，紫气弥漫。不一会儿，西王母就降临了，"视之年可三十许，修短得中，天姿掩蔼，容颜绝世"。西王母就座后，汉武帝向西王母请求不死之药。西王母婉拒，拿出七只仙桃，送给汉武帝两只。汉武帝吃完桃子，留下桃核。西王母询问为何，武帝答曰：味道异常鲜美，想在下界种植。西王母笑着说：此仙桃三千年一结果，凡间的土壤种不活。

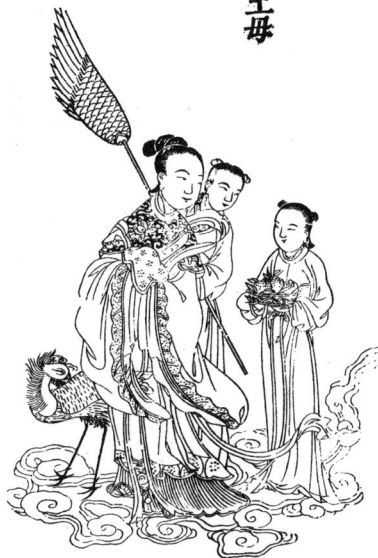

图13 西王母(明《三才图会》)

宋元明时期,随着西王母与仙桃信仰的进一步传承,为了迎合观众的口味,出现了一些以西王母召开蟠桃大会为内容的杂剧,如金院本《瑶池会》《蟠桃会》,元代杂剧《宴瑶池王母蟠桃会》,明代杂剧《群仙庆寿蟠桃会》,到了吴承恩写《西游记》时，道教最高女神王母娘娘的形象最终成熟定型。

汉代以后，仙桃成为不死之药的替代品和长寿的象征，中华文化史中也逐渐发展出蔚为壮观的桃文化。古人对仙桃信仰之深，远远超出我们的想象，甚至连北魏科学家贾思勰都在其农学著作《齐民要术》中称："玉桃，服之长生不死。"后来，在长生之外，仙桃还发展出驱邪避鬼的内涵，尤其是桃木。这也与西王母消除瘟疫的能力有相当的关系。瘟疫由瘟鬼传播，而桃木可以驱瘟鬼，这是我们接着要讲的故事。

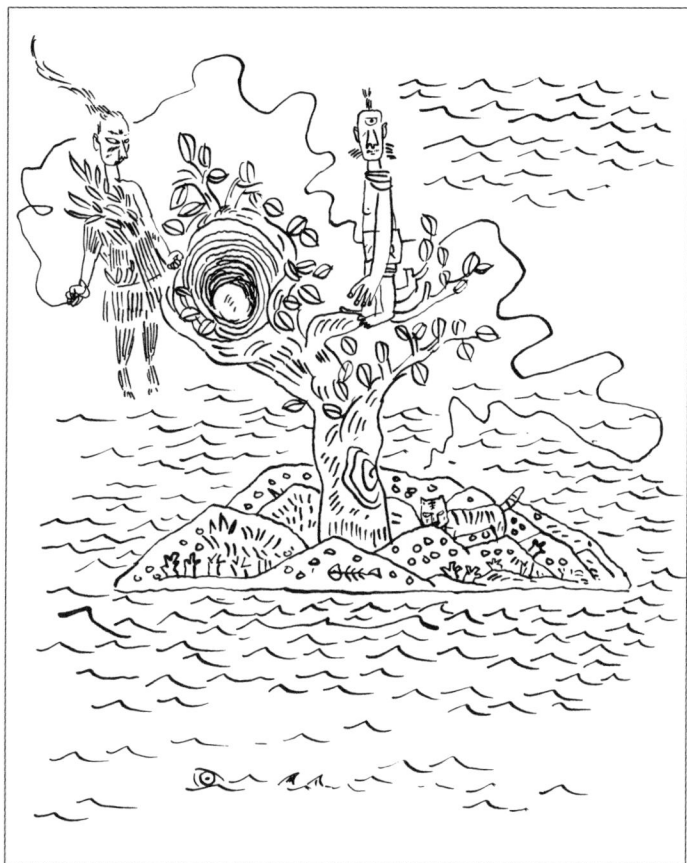

这个场景很有意思，二神把门，检验鬼的好坏。这两位大概是最早的质检员。

——施晓颉

相传，最早的瘟鬼是颛顼帝的三个夭折的儿子，而颛顼的爷爷——黄帝创立了驱逐瘟鬼的仪式。

三 传瘟三子与驱疫方相

"神"的观念产生于"万物有灵论"，"鬼"观念的产生也与"万物有灵论"相关。

大约一万八千年前，在今北京周口店龙骨山山顶的洞穴中生活着一群后来被称为"山顶洞人"的先民。尚处于旧石器时代的山顶洞人以采集和渔猎为生，他们能将石块敲打为粗糙的砍斫器和刮削器，会制造骨针，将兽皮缝成衣物御寒，还喜欢在兽牙、海贝壳、鱼骨上面钻孔，串起来做成项链。山顶洞人已经有了原始信仰和一定的灵魂观念。他们生活的洞穴大致分为上室、下室与地窖三层,上室为活人的起居室,下室则是存放族人尸体之处。这些尸体被头朝东、脚朝西放置,上面还撒着含有赤铁矿的红色粉末。红色粉末象征生命和血液,将红色粉末撒在尸体上,说明山顶洞人举行过某种信仰仪式,或召唤亲人的灵魂重返人间,或祈祷获得亲人灵魂的庇佑。总之,在山顶洞人的观念中,死人的灵魂与活人的灵魂明显不同,前者就是我们说的"鬼"。不过,这是"善鬼",不会危害活人,可以与活人和谐共存。

到了新石器时代,原始先民对鬼的认知发生了改变。约五千至七千年前,生活于今黄河中上游地区的仰韶先民曾采取多种方法安葬他们的族人,大部分族人的尸身呈仰卧姿,还有一部分尸身为俯卧或侧身屈体卧。有学者认为俯卧和侧卧的是横死者。横死即非正常死亡，比如吊死、溺死、饿死、难产死等。特殊的安葬方式代表了仰韶先民对于非正常死亡的鬼可能作祟于活人的担忧，这些鬼是"恶鬼"，也即后世所说的"厉鬼"。将横死之鬼视为厉鬼，并将尸体摆放为特殊的姿态以压制厉鬼，是对厉鬼的最早认知。

进入阶级社会，先民的厉鬼观念又有了变化，他们将没有后嗣的鬼也归入厉鬼之列。记录了先秦礼仪制度的重要典籍《礼记》指出三种厉鬼，即泰厉、公厉和族厉。泰厉指没有后代的帝王鬼，公厉指没有后代的诸侯鬼，族厉指没有后代的大夫鬼。当然，将没有后嗣的鬼视为厉鬼，这是"不孝有三，无后为大"的伦理思想在信仰领域的反映。死人是否介意有没有后嗣我们不得而知，但因后嗣不明而引发的各种权力和金钱的斗争在历史上并不少见，所以活人更希望后嗣身份明确，因而扩大了厉鬼的范围。如何压制或者抑制厉鬼呢？《左传》说："鬼有所归，乃不为厉。"意思是要通过祭祀的方式，才能消解厉鬼的怨恨。

颛顼三子散瘟疫

最早被认为能传播瘟疫的瘟鬼是横死的厉鬼，他们是三兄弟，相传为颛顼的三个儿子。颛顼的身份比较复杂，《山海经》说他是天帝。颛顼当天帝的时候，天与地的距离还比较近，地上的凡人可以通过天梯登到天上去。颛顼帝觉得这样会扰乱人神之间的秩序，便令两位大神——重与黎，一位将天向上举，另一位将地往下按，最终扯断了天梯，断绝了天地之间的通

路。而《史记》则说颛顼是五位最著名的上古
氏族联盟首领（即五帝）之一，为黄帝之孙。颛
顼一系枝繁叶茂，他有很多著名的子孙，相传，
帝舜、大禹、彭祖等都是颛顼的子孙，甚至与蚩
尤联合，想推翻颛顼统治的苗民也是颛顼的后
代。此外，颛顼还有一些很不成器、常常为祸人
间的鬼子鬼孙。

汉代的《论衡》《独断》，晋代的《搜神记》
等都说：上古颛顼帝有三个一出生就夭折的儿
子，他们死后成为传播瘟疫的瘟鬼。其中一位
在江水间出没，被称为"虐鬼"，虐鬼即疟鬼，能
传播疟疾；第二位居住在若水间，被称为"魍魉
鬼"；第三位躲在房屋的角落，为"小儿鬼"，会
惊吓小孩子，使他们得疫病。

颛顼三子散播瘟疫的神话，文字虽然不多，
内涵却十分丰富。颛顼三子为何会成为散播瘟

疫的瘟鬼呢？从信仰和神话思维的角度来看，他们是未成年就夭折的厉鬼，因为心中有怨气，所以就在人间散播瘟疫，将不幸带给人类。从瘟疫传播的途径来看，瘟疫由鬼散播的情节说明先民可能意识到了瘟疫的人际传播特征。因为无论以什么样的面貌出现，鬼的原型都是人，能散播瘟疫的人其实就是患者。也就是说，先民已经认识到很多瘟疫具有人际传播的特征，而患者作为病毒的媒介可以大范围传播疫病，其中也包括已经死亡的患者的尸体。甚至我们猜测，通过接触传染病人的尸体而染病的经验是先民最早对瘟疫的人际传播特征的认知，这种经验反映在神话中就成为厉鬼散播瘟疫的情节。

颛顼三子中的两位居于水间的情节设定也很有意思，这说明先民在长期与瘟疫打交道的过程中发现了传染性疾病多发于江水之间等潮湿之处的规律,比如疟疾。疟疾是一种经由蚊虫叮咬而传播的传染病,水边正是蚊虫滋生之处,因此水道纵横的潮湿之地往往是疟疾高发之地,我国的云南、福建、广东、广西在历史上常暴发大规模的疟疾,相关文献记载,1919年云南思茅流行的疟疾前后持续了30年,原本有4.5万居民的思茅到中华人民共和国成立时仅剩下1 000多人。疟疾是人类历史上最为凶险的传染病,甚至曾引起古罗马帝国的崩溃。根据历史记载,公元前1世纪时,疟疾开始在罗马低湿地区出现,并不断扩散,先后有四次大规模的流行,造成了约三分之一的罗马人死亡,那些幸免于难的人则长期虚弱,寿命锐减。同时,疟疾还导致了胎儿成活率的急剧下降,罗马就此衰退,最终被外族占领。

颛顼三鬼子中有一位小儿鬼，喜欢躲在房内吓唬儿童，此情节说明先民可能认识到儿童是各类传染病的易感人群。而且由于儿童体质较弱，一旦患病就很难治愈，容易夭折，因此是传染病防治的重点人群。在医疗水平较低的古代社会，儿童的夭折率相当高，反映在神话中就表现为历代不断创造的小儿鬼。

南朝的志怪小说《幽冥录》载：

南朝宋元嘉年间，散骑常侍刘隽曾闲居丹阳老家。一日大雨骤降，刘隽见门外有三个六七岁的童子在嬉戏打闹，身上却连半点淋湿的迹象也没有。刘隽就怀疑他们并非人类。过了一会儿，刘隽见童子们争抢一只壶，便用弹弓射他们，不料射中了壶，而童子们却突然不见了。刘隽捡起壶，把它挂在墙边。第二天，一位妇女登门，持壶哭泣。刘隽询问原因，妇女回答:"这是我儿子的陪葬品,不知怎会在此处?"刘隽讲了经过,并把壶还给她。妇女将壶重新埋到儿子墓前。又过了一日,一个小童来到门外,举着壶对刘隽笑着说:"我又拿到我的壶啦!"说完就消失了。

清代的《子不语》记:

工部侍郎杜某五十岁时续娶新妻。入洞房时,杜侍郎看到花烛上有个三四寸长的童子,正蹲在烛台上向蜡烛吹气,想要吹灭烛火。洞房夜灭掉花烛不吉利,杜侍郎赶紧喝止他。童子听到声音就消失了,同时两根花烛也熄灭了。杜侍郎随即变了脸色,口不能言,当天晚上就死了。

勇士方相驱邪祟

为了对付瘟鬼,先民创造了驱疫辟邪之神——方相氏(也写作"方相士"),还模仿方相氏驱瘟鬼的动作,跳起了具有巫术功能的祭祀舞蹈。这种巫术舞蹈后来就发展为年终岁尾的重要仪式——傩仪。"傩"字的本义是指人的行动符合礼仪,有气度,比如《诗经·竹竿》有"巧笑之瑳,佩玉之傩"一句,描述的是佩玉女子行走时优雅从容的模样。而驱瘟仪式本以"难"字指代,后来指称驱瘟仪式的"难"字假借为"傩","傩"字的本义便逐渐废止,演变为专指驱瘟仪式的词了。

先秦时期,为了驱疫辟邪,官方与民间都举行傩仪。《周礼》记载了当时宫廷中方相氏的驱瘟仪式:方相氏由四位勇士扮演,只见他们头上蒙着熊皮,戴着黄金铸造的四眼面具,上穿黑衣,下着红裳,手持戈和盾,率领一百个手下四处搜索、击打、驱逐疫鬼。民间的驱傩仪式被称为"乡人傩",《论语》说孔子还曾郑重地穿着朝服，站在台阶上观看乡人傩，这是一个相当有意思的细节。

孔子在诸先圣中以慎谈鬼神闻名，相传他为了教育鲁哀公，对夔进行过"曲解"。《韩非子》说，有一次鲁哀公询问孔子——神兽夔是不是真的仅有一只脚？（原文："吾闻夔一足，信乎？"）孔子回答："夔是人，怎么能只有一只脚呢？他和别人没有什么差别，不过精通音律罢了。尧说'夔有一技之长就足够了'，因此派他去做了主管音乐的官。所以'夔一足'是说夔有这一个优点就足够了，并不是他真的只有一只脚。"鲁哀公是春秋时期鲁国第二十六任诸侯，是个有名的糊涂蛋，既不清楚国情民意，又不能任用贤臣，唯一留下还算好的名声就是常向孔子请教。可惜周游列国的孔子回到鲁国时已经年迈，而正值盛年的哀公虽然尊孔子为"国老",却没有真正采纳其建议。哀公向孔子请教的内容,大约有不少就如上述"夔一足"般,是于治国毫无益处的问题。夔的神话流传有多种,面目也各不相同,有说它是一只脚的神牛,也有人认为它是一足龙,《国语·鲁语》则记录它是一足猴。而在《尚书》中,夔成为人,是尧、舜时期担任乐官的臣子。学识渊博的孔子自然了解夔的种种神话,也明白哀公想了解的是作

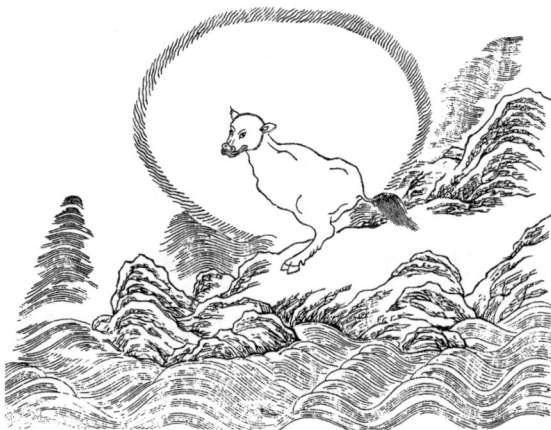

图14 夔(明代蒋应镐绘图本《山海经》)

为神兽的夔，但为了规劝哀公，孔子只好避而不谈神兽夔，仅讲作为上古贤王之臣的夔，真是操碎了心。

从"不语怪力乱神"的孔子郑重观看乡人傩的细节，我们不难看出时人对傩仪的重视。因为瘟疫往往造成严重后果，所以即使是民间的驱瘟活动，也是极为庄重的仪式，并非娱乐活动。

到了汉代，官方驱疫辟邪的傩仪有了变化。根据《后汉书·礼仪志》的记录，一种变化是时间上的。先秦时期的傩仪没有固定日期，只要瘟疫流行，一年四季都可以"请"方相氏来驱瘟，但汉代官方仅在一年中最隆重的腊祭前一日举行大傩仪。另一变化在仪式方面，汉代的大傩仪更隆重，皇帝与文武百官都要参与。腊祭前一晚的夜半时分，官员们扎着红头巾侍立于宫内，待皇帝安坐好后，仪式就正式开始了。

戴着四眼黄金面具的方相氏率领着由人扮演的十二神兽，一同驱赶、追打瘟鬼。为了壮大声势，还要提前从官宦人家选出一百二十名十岁以上、十二岁以下的男童，让他们手持棍棒、鼗鼓（俗称拨浪鼓）等不断敲打，协助方相氏驱逐瘟鬼。宫中驱傩仪式结束后，象征瘟鬼的火把还要由千余位五营骑士押送到洛水边，投掷于洛水中，象征将凶鬼恶疫镇压于水底。参与驱瘟仪式的男童被称为"侲子"，即驱鬼童子。童子的加入，有驱逐瘟鬼、庇护儿童成长的意义。

方相氏所驱逐的鬼原本仅为瘟鬼，后来扩大到所有能害人的厉鬼。据《周礼》记载，举行天子和诸侯的葬礼时，也要请方相氏来帮忙。出殡时，方相氏要在抬棺人之前开道。到达墓地后，方相氏要驱赶走墓地的恶鬼。进入墓道、墓穴后，方相氏还要举起武器，四处砍杀，以清除墓穴内的鬼怪。只有经过方相氏的清理，天子和诸侯的棺椁才能下葬。大约在汉代，方相氏神话中多了十二位神兽助手，十二神兽各有所长，能吃掉不同类型的恶鬼，而不仅是瘟鬼。当然，傩仪依然以驱瘟为主要目的。

方相氏驱疫是汉画像石喜欢表现的主题，其中方相氏往往被描绘为熊，如下图右一所示。图左为两位乘坐龙虎的仙人，象征着方相氏驱疫后，墓主人便可以升仙而去。

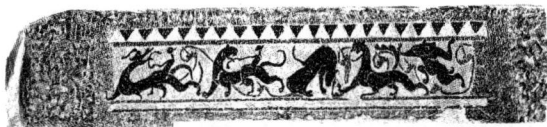

图15 方相氏逐疫升仙图（汉画像石，河南南阳出土）

汉以后，宫廷傩仪的规模继续扩大。南北朝时，宫廷傩仪中有侲子二百四十人，隋唐时期的侲子更增加至五百人。同时，傩仪的音乐歌舞表演逐渐得到增强，到唐代可能已经演化为傩戏。中国的方相氏驱傩仪式还传播到日本，与日本神道教仪式结合，形成了神社中的方相氏追傩仪式。

相传，驱瘟辟邪的傩仪是由中华民族的共祖——黄帝创立的。黄帝创傩仪的神话记录在《庄子》佚文中，经《太平御览》等转载而留存。《庄子》一书中有《游凫》篇，有学者认为这一段佚文本是《游凫》篇的一部分。

游凫问："现在的百姓为什么要举行驱逐瘟疫的仪式，敲鼓击铎，大声呼号呢？"雄黄回答说："从前，民众常为传染病所苦，黄帝因而设立了巫咸这一官职，让巫咸带领民众沐浴斋戒，以通九窍；敲鼓击铎，使精神振奋；劳动身体，迈开步伐，使阴阳之气顺畅；喝酒吃葱，使五脏通畅。百姓不知道这些缘由，以为敲鼓呼噪真是为了驱逐瘟鬼呢。"

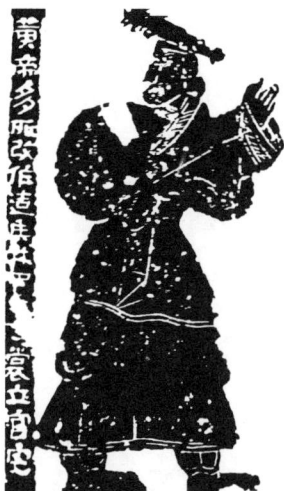

图16　黄帝（汉画像石，山东嘉祥武氏祠出土）

《庄子》善用寓言故事讲道理，游凫与雄黄都是拟人化的角色，前者是一只水鸟，后者是一种中药材。此段解释了先民发明傩仪想要达到的目的，揭示了方相氏驱瘟神话和傩仪的本质。大多数驱疫行为——沐浴斋戒、敲鼓击铎、劳形趋步都可以达到强健身心的目的，从而提高个体的抵抗力。而饮酒茹葱则在某种程度上可以杀菌。这些科学的防范瘟疫的方法是非常珍贵的信息，以神话和仪式的方式代代相传，曾造福不少民众。

在方相氏驱逐的对象从瘟鬼扩大到所有恶鬼的过程中，黄帝立傩仪的神话也逐渐演变为黄帝立驱鬼仪式的神话。《论衡》引《山海经》佚文说：

大海中有一座度朔山，山上有一棵巨大的桃树，其枝干绵延三千里。桃树东北的枝干间有一座鬼门，是众鬼出入之门。两位神人立在树上，一位叫作神荼，一位叫作郁垒，他们统领天下众鬼。遇到害人的恶鬼，神荼与郁垒就用芦苇编的绳索把它们捆起来，喂给老虎。黄帝据此创制了对付恶鬼的仪式，定时驱逐它们。黄帝创制的仪式，主要是在门前立大桃人，在门上画神荼、郁垒两位大神，以及吃鬼的老虎，然后悬挂芦苇编织的绳索，以此来抵御凶恶的鬼魅。

这则神话在中国历史上产生了广泛的影响。从此，桃木、桃汤（用桃枝桃叶煮的水）、桃橛（桃木钉）等都具有了驱鬼辟邪的功能。相传，篡汉的王莽曾做噩梦，梦到刘邦的鬼魂找他。怎么解决呢？他派出士兵到供奉刘邦的神位四周泼洒桃汤。隋文帝时，东宫闹鬼，著名术士萧吉如何处理呢？也是泼洒桃汤。清代著名政治家、文学家纪昀在《阅微草堂笔记》中说，他十七岁时在河北住店，见客房的土炕下钉着桃木橛子，便要店家拔去。店家说："不能拔，拔了就有鬼作祟。"原来，店中曾有女鬼，夜半时常坐在炕前，店家请道士施法，钉下桃橛，才赶走女鬼。桃木驱鬼辟邪的意识甚至对医家也有不小的影响。孙思邈在《千金方》中认为向东南方向生长的桃枝对鬼最有杀伤力，他为季节性瘟疫所开的药方是：每月十五日，磨碎桃枝，煮水沐浴。李时珍在《本草纲目》中也认为：用钉在地下三年的镇宅桃橛煮汤，能治多种疾病。

当然，用桃木、桃汤、桃橛来治疗瘟疫的方法属于巫术的范畴，并不是医术。原始农业出现后，先民在生产实践中增长了植物知识，了解了部分植物可以用于治疗包括瘟疫在内的疾病，掀开了中草药治疗瘟疫的历史。治疫神话就在这样的背景下产生了。

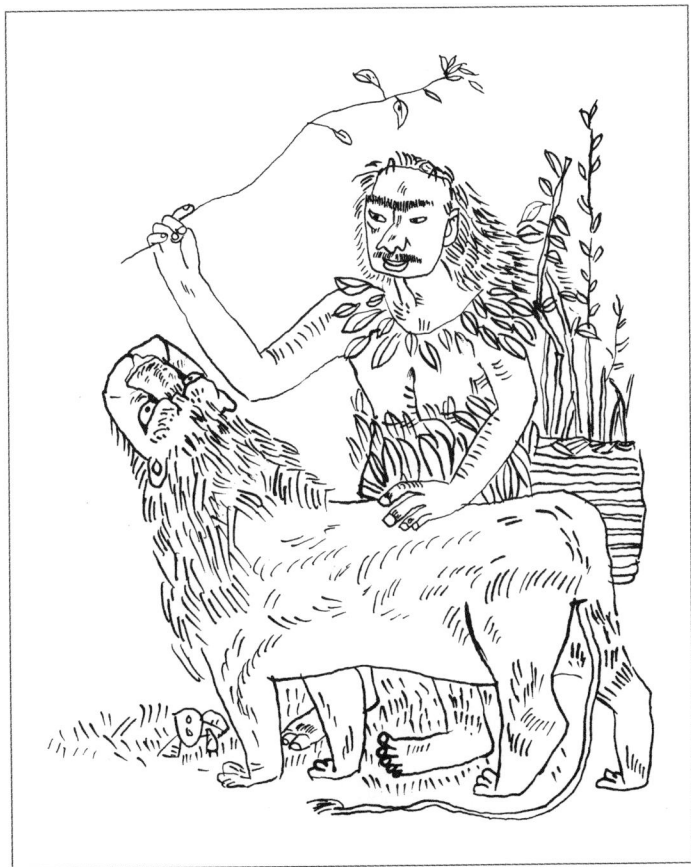

药兽獐狮就是神农那具有雷达功能的宠物。

——施晓颉

神农尝百草是一曲悲壮的英雄史诗，从农业开拓神话发展为医药创制神话，其中充满了中华民族大无畏的牺牲精神。

四　遍尝百草的治疫神农

与瘟疫遭遇，对于世界各地的先民来说都是平常之事，因此世界各古老民族的神话中普遍存在着瘟疫神话，不过这些瘟疫神话的内容却大相径庭。

很多读者熟悉的潘多拉神话就是一则著名的瘟疫神话。在古希腊神话中，人类是由最具智慧的神祇普罗米修斯创造的。普罗米修斯虽是最早一代神——泰坦巨神的后代，却在后来宙斯反抗泰坦巨神的战争中"站对了队",受到宙斯的赏识而留在了奥林匹斯山上。普罗米修斯是一位先觉者,他知道泥土中蕴含着天神的神力,便用泥土按照自己的样子捏出了许多泥人,并从动物身上提取了不同的性格特点灌输给人类,比如狮子的勇敢、狗的忠诚、狐狸的狡猾、兔子的软弱等。作为普罗米修斯的朋友,智慧女神雅典娜将灵气吹进泥人的胸口,泥人由此成为真正的人。

相传,众神之主宙斯虽然不反对普罗米修斯创造人类,但也不想人类的发展太过顺利,因此不愿为人类提供火种。普罗米修斯不惜违背宙斯的旨意,盗取火种,给人间带去温暖。宙斯为此震怒不已,不仅将普罗米修斯钉在高山上,让他忍受恶鹰啃咬内脏之苦,还定下一条恶毒的"潘多拉之计"。他令众神合力造出一位完美的女人，为她取名潘多拉，意思是"拥有一切天赋的女人"。宙斯送给潘多拉一个盒子，告诉她里面是天神给人类准备的礼物，都是无价之宝，不要轻易打开。然后，宙斯下令将她送到人间，做普罗米修斯的弟弟埃庇米修斯的妻子。某一天，好奇心强烈的潘多拉忍不住打开这个盒子，然而，里面装的并不是什么宝贝，而是瘟疫、嫉妒、怨恨、复仇、好逸恶劳等使人类遭受磨难的东西。从此，人类生活的土地就开始有了瘟疫。

古希腊神话中的瘟疫神话叙事还有很多，相传给古希腊人带去光明与温暖的太阳神阿波罗也曾为他们降下瘟疫。《荷马史诗》说：在特洛伊战争中，阿波罗的祭司克律塞斯的女儿被围攻特洛伊的希腊人抓去，变成了阿伽门农的女奴。克律塞斯试图赎回自己的女儿，却被阿伽门农拒绝了,于是他便请求阿波罗惩罚希腊人。阿波罗向希腊上空射出瘟疫之箭,希腊人以及他们的马、骡子和狗都染上了瘟疫,希腊联军遭受了几乎灭顶的灾难。直到阿伽门农被迫送回克律塞斯的女儿,阿波罗才收回瘟疫。

上述两则瘟疫神话表达了古希腊民众的认知:瘟疫是由神制造的,神降下瘟疫的目的是为了惩罚人类。虽说是惩罚,但其实绝大多数民众都是无辜的,不知道古希腊人无数次面对他们崇奉的神所降下的瘟疫,心中有没有过委屈甚至憋屈。值得庆幸的是,我们的先民并不需要承受这份委屈。在中华瘟疫神话叙事中,受人崇奉的正神都是作为民众护佑者的角色而存在的,制造瘟疫的多是不受人待见的邪神与瘟鬼。不仅如此,神祇和祖先还想方设法地帮助民众治疗和战胜瘟疫,由此产生了以神农尝百草为代表的早期治疫神话。

炎帝尝草创医药

神农是"神农氏"的简称,姓姜,号神农氏,也有说号烈山氏、连山氏等。

关于神农氏的出生,还有一段不寻常的故事。神农氏的母亲叫作女登,她有一次出去玩,在一条神龙的感应之下怀孕,后来生下一个牛首人身的孩子,便是神农氏。这种半人半兽的样貌说明神农氏也是一位来自图腾时代的古老神祇。

神农氏时期正是中华原始农业大发展时期。当时的人已经探索出在中国农业发展史上产生过重要影响的"刀耕火耨"的耕种方法。刀耕火耨也称"刀耕火种",意思是用刀砍伐林木,将林地整理为耕地,并用火烧掉野草,以草木灰作为肥料肥田。刀耕火耨不仅是开垦荒地的方法，还是提高土地肥力，减少草害和虫害的最经济、实用的办法。不少文献称神农氏"以火德王"，获得"炎帝"的称号，其实反映的正是神农氏时期"刀耕火耨"方法的推行所带来的农业生产水平整体提高的社会现实。神农氏由此被奉为中华农耕文明的开创者，并产生了诸多

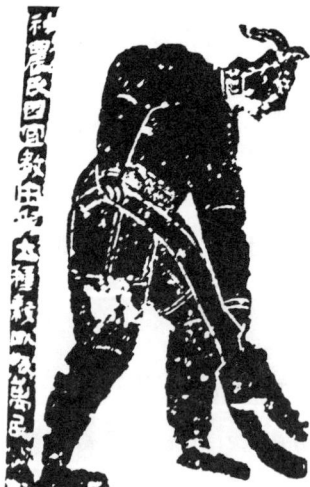

图17　神农氏（汉画像石，山东嘉祥武氏祠出土）

与农业有关的神话。

《逸周书》记录了先秦时期流传的天降五谷神话：

有一次像下雨一样下起了五谷，神农氏便将它们收集起来，种植粮食。神农氏又发明了陶器制作的方法，并冶炼金属，铸造斧子，还制作了耒、耜、锄、耨等翻土锄草的工具，用这些农具开垦荒地，种植庄稼。此后，五谷逐渐丰登起来，民众也吃饱了。

到了东晋，天降五谷的神话发展为神鸟衔九穗的神话：

神农氏时，有一只红色的雀鸟，嘴里衔着一株九穗稻，穗上的稻粒掉到地上，神农氏便把它们捡起来，种到地里，不久就长出了稻谷。

粮食当然不是上天降下的，而是先民在长期的生产实践中发现并培育的。《淮南子·修务训》说：上古，老百姓采摘野生植物，吃生肉，喝生水，常常身患恶疾。神农氏为了改变民众的生存状况，开始教他们根据土地干燥湿润和肥沃贫瘠的不同状况种植不同的庄稼。为了寻找合适种植的作物，神农氏亲自品尝不同植物的味道，曾在一天之内遭遇七十种毒草。

这则神话在讲述农作物发现、培育过程的同时，也表现了中草药的发现过程，神话中的毒草可能就是最早的草药。我国早期医学专著《黄帝内经》将药物分为大毒、常毒、小毒、无毒四种，完全无毒的药物占比很少，大多数药物都有毒性，正所谓"无毒不药，无药不毒"。可能正是由于服食了各种具有毒性的植物，引起了人体不同的反应，才勾起了先民探究的兴趣。而那些无毒的草药，因为没有引起异常的反应，它们的发现和使用反而是后起的事情了。

四　遍尝百草的治疫神农

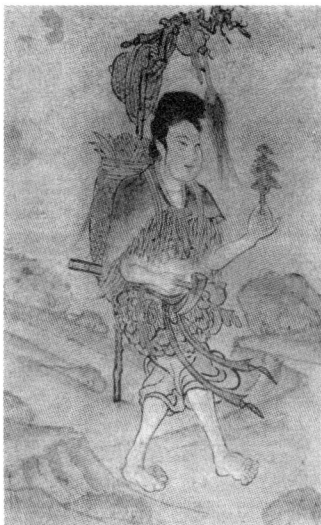

图18　神农采药图(辽,佚名,山西雁北文物工作站藏)

　　神农品尝百草本是为了寻找适合耕种的作物,却无意之中找到了一些可以治疗疾病的草药。在患病后只能听天由命的原始社会,尤其是在瘟疫蔓延时期,草药的出现挽救了许多生命,在先民的集体记忆中留下了难以磨灭的印记,因此神农尝百草开拓农业的神话逐渐发展为神农尝百草创制医药的神话。比如湖北地区流传的汉族叙事长诗《黑暗传》认为神农尝百草的目的就是为了寻求瘟疫的解药。长诗讲道：神农时代，传染性疾病多发，民众接连不断地死去。神农氏为了治疗瘟疫，到山林寻求解药，却得罪了瘟神，自己也身染疫病，腹痛不止。但他最终找到七十二种抗病毒的草药，拯救了天下万民的性命。

神农鞭草识药性

草药的发现可能是偶然的，但从草药的发现到对症下药，一定经历了漫长而艰难的探索。神农创制草药的神话中有一类主角是帮助神农氏辨识药性的神器或神兽，读来颇为有趣。

有神农鞭草神话。《搜神记》《路史》等文献记载：

神农氏有一条神鞭，名为赭鞭。赭为红褐色，所以这大概是一条红褐色的神鞭。神农氏手持神鞭鞭打植物，便能了解一种植物是否有毒，它是寒热还是温凉，它的味道是甜还是苦，并基于这些信息判断出该植物所能治疗的疾病。

神农鞭草神话曾广泛流传，南朝任昉在《述异记》中说，当时成阳山有"神农鞭药处"。初唐四杰之一的王勃在《广州宝庄严寺舍利塔碑》中也写道："昔者万人疾疫，神农鞭草而救之。"说明神农用神鞭寻找草药治疗瘟疫的神话在唐代还很盛行。

又有神农药兽神话。元代陈芬在笔记小说《芸窗私志》中说：

有白民氏族的人向神农氏进献了一种药兽。一旦谁生了病，神农氏就拍着药兽跟它耳语一番。说完以后，药兽就偷偷跑到野外，衔回药草。神农氏将这些草捣成汁水，让患者服下，患者很快就康复了。后来，黄帝就命令臣子风后将药兽取的药草和治疗的疾病记录下来，时间长了，就积攒了很多验方。

相传，这种药兽名为獐狮，外形类狮又似狗。民间有"药不过獐狮不灵"的俗语，至今还有中药店供奉陶瓷或石质的小獐狮。

经过长期积累，先民认识到治疗疫病的草药广布于大地，并寻找出了部分对症治疗的草药。《山海经》就记录了一些可以治疗传染性疾病的草药，比如薰草、苦辛与无核枣。薰草生长于浮山上，它的叶子像麻叶，茎是方的，开红色的花，结黑色的果，气味像一种名为蘪芜的香草。佩戴薰草可以治疗烈性传染病。薰草有零陵香、黄零草等别称，分布于我国的四川、云南、贵州、湖北、广东、广西等地,历代医书都有对它的记录,认为它可以治疗伤寒、感冒头疼、胸腹胀满等病。苦辛遍布阳华山,其形状与楸木类似,结出的果实像瓜,味道酸甜。食用苦辛果可以治疗疟疾。苦辛又名细辛,是我国传统药材,具有祛风解表的功能,常用于治疗外感风邪等病症。现代药理实验证明,细辛对溶血性链球菌、痢疾杆菌、伤寒杆菌,乃至结核杆菌有一定的抑制作用。无核枣是北号山上一种乔木的果实,这种乔木外形若杨树,开红色的花,结的果子像枣却没有核,味道酸中带甜。吃了它可以预防疟疾。我们知道,枣中富含大量营养物质,对于提高身体免疫力大有益处,从而具有帮助人体抵抗传染病以及康复的作用,因此民间流传着"一日食三枣,郎中不用找"等谚语。

　　寻求对症草药的过程无疑是相当艰险的,

甚至有牺牲。相传，神农氏的身体是透明的，这是为了方便观察植物在腹中的反应，由此帮助判断药性。但即使是这样，神农也难免吃过很多毒草。在长江以南部分地区流传的神农氏之死的神话这样讲述：一次，神农氏照例品尝一种植物的嫩叶，刚吞下就毒性大发，肠子断裂为一段段的，来不及服食解毒草药就死了。这种令神农氏断肠的植物后来被命名为"断肠草"，也就是钩吻，又称胡蔓藤，是有名的毒草，位列中国古代九大毒药之一。据说大诗人陆游与才女唐琬被迫离婚时，唐琬就以断肠草相赠，以示自己"肝肠寸断"的离别之苦。

除了寻求治疗传染病的草药之外，中华先民也探索出了用医疗器械缓解或治疗传染病的方法，并创造了伏羲制砭石、黄帝造九针的神话。

四 遍尝百草的治疫神农

伏羲造砭石神话产生于古老的石器时代。伏羲，又作宓羲、包牺、庖牺等，相传为上古三皇之一，其生活的时代早于神农氏。当时，先民在采集和捕猎等劳作中容易受外伤，而伤口又常常化脓、溃烂。先民发现，如果用尖锐的石块划开伤口排脓、放血、去腐肉，外伤比较容易愈合。后来，先民还发现，用石块刺激某些身体部位可以减缓甚至消除某些病痛，用火烧过的石块贴在身体某些地方也能缓解多种不适。渐渐地，他们便制作出锥形或楔形的石块，作为治疗的用具，即砭石。我国新石器时代的一些文化遗址中曾出土过砭石，那些是人类最古老的医疗器械。相传，神医扁鹊就是一位擅用砭石治病的高手，《黄帝内经》曾把砭、针、灸、药和导引按跷（相当于养生保健）列为五大医术。

山东微山县两城山出土的汉画像石。其中右上方为"针灸图"，图绘一人首鸟身的医者，正手持针形器物，对着病患的身体，有学者认为这人首鸟身的医者是扁鹊。

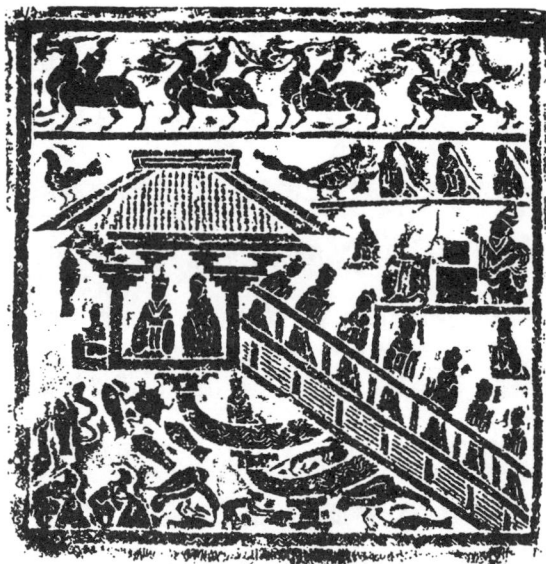

图19　扁鹊针灸图（右上，汉画像石，山东微山县两城山出土）

黄帝时代稍晚于炎帝神农氏时代，或与其同时。九针是指针刺治疗时所使用的九种不同形制的针具,九针疗法是后世针灸疗法中针疗法的雏形,相传为黄帝所创,黄帝造九针神话可能是早期冶金技术发展背景下的产物。

伏羲、神农与黄帝,既是中华神话中的重要神祇,又是上古史上的氏族联盟首领、中华民族的共同祖先。常有人对这种神话与历史纠缠在一起的感觉疑惑不解,其实这与先秦时期形成的巫史制度、巫史传统有关。巫史制度,简言之就是沟通人神的巫官同时担任史官,负责记录和书写历史的制度。在这种制度下,史官所书写的历史中往往包含着不少神话材料,尤其是对于远离他们生活时代的早期历史。比如司马迁在写作《史记》时就吸收了不少文献和口头流传的神话,首篇《五帝本纪》干脆就以神话来写历史了。这种做法与司马迁巫史世家的出身密切相关。司马氏先祖是周朝太史,远在上古虞夏之时便因担任巫官和职掌天文之事而显扬功名。一直到西周时期,他的祖先都是巫、史兼任的官员,后来才成为专门史官。因此作为由巫入史的世袭史官家族成员,司马迁对流传在民间的神话产生了浓厚的兴趣,在年轻时就根据禹葬会稽的神话叙事,去会稽山探访过禹穴。

无论是神话还是历史,我们在神农尝百草、伏羲制砭石、黄帝造九针的叙事中读出的都是对神祇和祖先努力帮助民众治疗和抵御瘟疫的文化认同,这是与希腊神话中宙斯、阿波罗等神祇降瘟的灾难叙事截然相反的救灾叙事。其中,神农尝百草创制医药神话中的牺牲精神更得到了万民传颂,至今在陕西、山西、河南、甘肃、湖北、湖南等地都留存着不少神农的遗迹。其实,从盘古开天辟地、女娲造人补天神话开始，牺牲精神一直是众多中华神话反复表达的理念，并成为中华文明绵延至今不曾断绝的重要精神动力。

进入文明社会，随着生产力水平的不断提高，人类征服自然界的步伐也不断加快。同时，病毒也在进化，随着人口数量的增多，病毒对人类的危害有增无减。为了驱赶瘟疫，拯救生命，先民创造了很多神话。

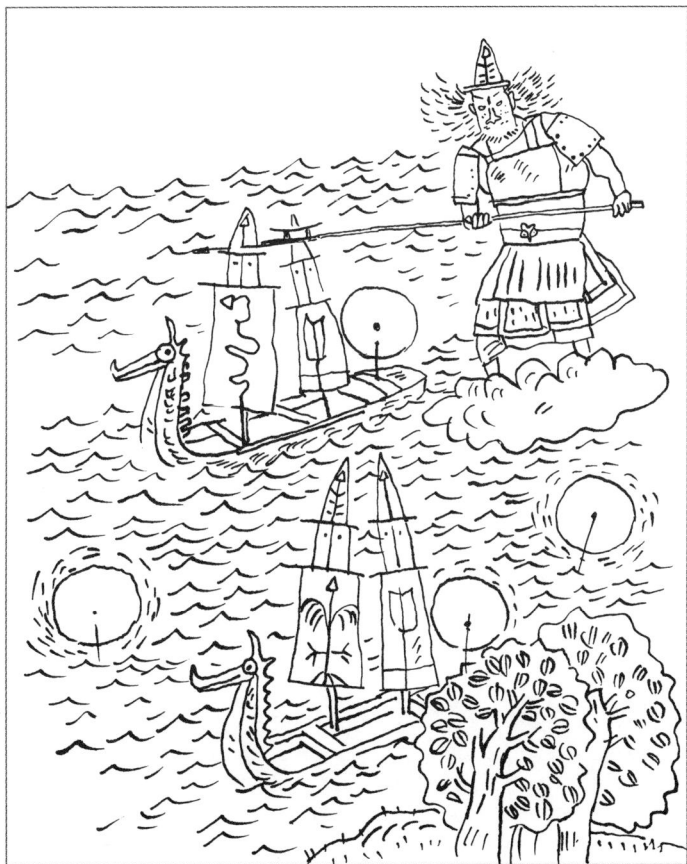

小龙舟假装送瘟神很好玩,脑补一下满河的纸瘟神,多诡异!

——施晓颉

随着中国社会的发展，形形色色的瘟神疫鬼先后登场。花样繁多的瘟神疫鬼，表达了先民面对危机的深刻思考。

五　各路瘟神与瘟疫管理

现在所能见到的关于中国瘟疫的最早记录出现在甲骨文中。甲骨文将传染病写作"役""疾"或"疾役"，将传染病的流行称作"降疾""雨疾"，可见殷商时期的传染病并不少见。殷人重鬼神，遇到难以解决的大小事务，总喜欢让巫来进行占卜，传染病发生时自然也不例外。《小屯殷墟文字乙编》就收录了卜问商王是否会患传染病，卜问瘟疫是否会蔓延的卜辞。除了卜问吉凶之外,遇到传染病大流行,他们也会祈求神灵护佑,或祭祀瘟鬼以消灾。从商朝开始,伴随着传染病的不断流行,形形色色的瘟神疫鬼也被不断创造出来。

疫鬼瘟神各司职

早期瘟神疫鬼并没有细致的分工,这主要是因为民众对瘟疫的认知还比较少,无法区分不同种类的传染病,所以他们创造的瘟神疫鬼的神职也比较模糊。随着先民在防治瘟疫方面实践经验的增多,他们对传染病之间的区别有了一定认知,所创造的瘟神疫鬼也有了不同的职司,产生了痘神、疟疾神、热鬼、冷鬼、腹泻神等不同类型的瘟神或疫鬼。

以痘神为例。痘神是民间信奉的掌管天花之神。天花,俗称"出痘",是由天花病毒引起的传染性最强的疾病之一。天花病毒繁殖很快，且可以在空气中以惊人的速度传播，在没有疫苗之前，被天花病毒传染几乎等于被判了死刑，连掌握皇权的最高统治者都没有办法，古埃及国王拉美西斯五世、英格兰女王玛丽二世、俄国沙皇彼得二世、法国国王路易十五、西班牙国王路易斯一世、清王朝的顺治皇帝与同治皇帝等都死于天花。男女老幼都是天花病毒的易感人群，但儿童的抵抗力相对较弱，死于天花病毒感染的概率更大，因此在民间，很多婴儿在出生、满月和周岁时就要被带去拜痘神。至于痘神是谁？各地差别很大，比如山东民众祭祀的痘神是张纯，湖北民众崇奉的痘神是柳夫人，福建民众则祭拜刘娘娘。各种文献对痘神的看法也不尽相同，《三教源流搜神大全》认为张纯是痘神，《封神演义》又说余化龙为痘神。《三教源流搜神大全》这样记录张纯的成神经历：

山东宁海人张纯从小就聪明，后来科举高中，官至刺史。他为官处事公正，懂得体察民情，善于为百姓考虑，很得民众爱戴。适逢武则天当政，女皇经常在各地征召俊美少年入宫陪伴。张纯为人刚正，看不惯这种事情，就借口当地痘病蔓延，没有俊美少年而拒绝了征召。年轻人由此不用再远离家乡，受制于宫廷，百姓感谢张纯的做法，纷纷立生祠祭拜。天上的玉帝听说了这件事，也对他大加赞扬，干脆赐给他一个瘟锤和一身盔甲，让他做了掌管人间痘病的神。

除了细致的分工之外，瘟神的数量也不断增加。南北朝之前，瘟神疫鬼都是单个出现，而从南北朝时期则开始形成了包括五位瘟神在内的瘟神集群——五瘟使者，也称五瘟神，分别是：春瘟张元伯、夏瘟刘元达、秋瘟赵公明、冬瘟钟仕贵、总管中瘟史文业。但五瘟神话在流传的过程中丢失了许多细节，时至今日，五位瘟神中除了赵公明外，大概只有钟仕贵的来历还比较清晰。瘟神赵公明的神话我们在下一篇讲述，先来看看冬瘟钟仕贵的事迹：

　　钟仕贵生前是三国时魏国大臣，名钟会，字士季，自幼博学有才，二十岁左右就入朝为官，是司马昭的重要谋臣。镇东大将军诸葛诞谋反时，钟会随司马昭平叛。诸葛诞联合吴兵抵抗司马昭大军，后兵败，退入寿春城。当时率领吴兵救援诸葛诞的是东吴右大司马全琮之子全怿，钟会找人作伪书给全怿，谎称吴主要杀他全家，诱骗全怿开城投降，诸葛诞叛乱就此被镇压。此后，善谋的钟会就被时人称为"张子房"（即汉初张良）。司马昭的各类政治军事行动中，都可以见到钟会的身影，比如嵇康等人被杀就是出于钟会的计谋。后来，钟会做镇西将军的时候，还与邓艾分兵灭蜀。但平蜀后的钟会膨胀了，竟然意图谋反，后因计划泄露被杀。

大约因为钟会生前所造杀孽甚重，为臣又不忠，所以死后被奉为散播瘟疫取人性命的瘟神。

在诸瘟神疫鬼中，张巡也是比较知名的一位。张巡是唐代玄宗开元年间的进士，安史之乱爆发时，任真源县令，先后组织了雍丘之战、睢阳保卫战等著名战役，牵制了大量叛军。至德二年（公元757年），张巡与睢阳太守许远合兵，昼夜苦战，死守睢阳（今河南商丘），前后长达十个月。可惜，内无粮草，外无援兵，睢阳城终被叛军攻陷，张巡、许远及其部将先后被俘，壮烈牺牲。《旧唐书》《新唐书》都载，睢阳城即

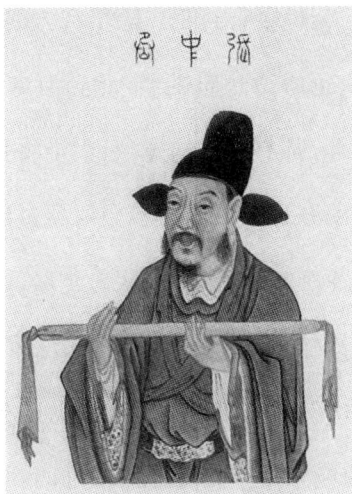

图20　张巡（《历代名臣像解》）

将被攻陷时，张巡向西（皇帝所在）跪拜，慷慨
陈词：孤城中弹尽粮绝，实在守不住了，臣活着
的时候不能报答陛下，死后定要化为厉鬼继续
杀贼。

　　作为忠君爱国的典范，张巡、许远二人在唐
代就得到了官方的立庙祭祀。安史之乱平定以
后，唐肃宗下诏在睢阳建"双庙"供奉二人，此

后历代王朝也屡有封祀。除了官方祭祀之外，各地民众也纷纷建庙供奉，北到河南，南到广东、福建等，都有相关祠庙，且大半将张巡奉为主神，说明张巡在民间的威望要超过许远。宋元以前，各地将张巡视为英灵神供奉，表达民众对为国捐躯的忠臣的敬仰。宋元以后，民间才渐渐开始有了将张巡视为瘟疫之神的神话。元朝学者谢应芳有一次经过无锡时，目睹了当地民众抬着瘟神张巡塑像出游的情形。当地所塑的瘟神张巡像，赤发青面，还有两颗大獠牙，极其诡异。民众解释说，因为张巡死的时候立志要做厉鬼，所以百姓才将张巡作为瘟神崇奉。谢应芳对于民间如此歪曲张巡的做法愤愤不平，便写了一篇《疠鬼辨》，希望有识之士可以铲除这种民间淫祀。将张巡作为瘟神来奉祀的现象在江南地区很普遍，在江淮，他甚至获得了一个统一的封号——都天瘟神。从江苏的如皋、山阳、盐城、阜宁、江都、高邮、仪征、泰州、海门到安徽的天长、全椒、巢湖等地，皆有供奉都天瘟神张巡的祠庙。

在瘟神疫鬼信仰发展传播过程中，各地都产生了一些送瘟神与祭瘟神的习俗。早在宋元之间，就有农历正月初一祭飨瘟神、农历五月初五送瘟神的习俗。正月初一祭飨瘟神是春节祭神习俗的一部分，而农历五月气候湿热，传染病容易流行，民众此时祭祀瘟神是希望能借此减少瘟疫的流行。到了清代，有些地方也在农历二月十九日送瘟神。除了定期送瘟神，举行祭瘟神仪式之外，在瘟疫暴发的时候，各地也有一些独特的仪式和行为。

清代《虚受斋随笔》记录：浙南民众在邻近地区有传染病流行的时候，会在邻近地区通往本地的道路上横放草绳，说是这样可以把疫鬼拦截在草绳以外。因为在他们的方言中，"绳"与"城"同音，横放草绳意味着建了一座阻拦疫鬼的城。又如《谭后录》记录了浙南在道光庚子年瘟疫流行之时，民众祭祀瘟疫的行为及其来历。作者赵钧回忆：那一年瘟疫暴发，不断有人死去，制作棺材的匠人没有一刻停歇。有些幸运地捡回一条命的人谈论起病中所见的疫鬼，说疫鬼长得像猴，如果它们向病人讨要食物而不得，病人就会遭到虐待。当地传言，有些人祭祀了疫鬼，疫鬼便对他们说自己要离开，病人可以不用再吃药了，祭祀的人听了欢喜，实际上病人不一定能痊愈，大概只有一半能好。但这种传言却在当地掀起了祭祀疫鬼的狂潮。贫家每次祭祀都需要不少钱，只能含着眼泪典当东西。富家出钱造小型龙舟，请人演戏、吹打，要花更多钱。当地有一富豪人家也有人染上了瘟疫，每晚祭祀的音乐一直演奏到天亮。为了祭飨疫鬼，还专门设置了一间祭房，里面陈列着奇珍异宝，还有桌椅、赌具等，供疫鬼游乐。祈祷的时候，请数十名僧、道做法，铙钹之声不绝如缕，到夜半将疫鬼送到江边，火烛之光把暗夜都照亮了。

《谭后录》中提到的造小龙舟等送瘟船的风俗在东南沿海盛行，孙同元在《永嘉闻见录》中说：清代温州地区晴雨无常，冷暖难测，因此常发生传染病，当地医术不高，每当瘟疫流行的时候，民众必然凑钱请佛道做法事祭祀瘟鬼，有时三天，有时七天。要提前做一只大纸船，里面装上数不清的纸钱、纸帛。等到法事结束后，纸船被载到海口，放在一块大木板上，然后点火焚烧。一边烧，一边将大纸船送入海中，纸船顺着风势,越飘越远。民众认为这样能将瘟鬼送走,病人就可以痊愈了,但全程下来开销可不小。

直到近代,福建等沿海地区仍有送瘟船的习俗。到了当代,送瘟神、烧王船的习俗在台湾地区还得到了保存,甚至发展。但随着医疗技术的不断提高,台湾送王船仪式中送瘟神的内涵已经比较淡薄,而代之以驱厄、辟邪、求吉。

中华先民思管理

民间对瘟神疫鬼长期而广泛的信仰与祭祀,在历代都引发过不同的声音。比如明代谢肇淛在《五杂俎·人部》中就批评说:福建风俗中最可恨的是,一旦传染病发生,就寄希望于瘟神。把神像供奉在庭院中,早晚叩拜,举行各种仪式,却不寻医问药。作为博物学家的谢肇淛大约对传染病也有一定了解,他说:瘟疫本来就是郁热导致的，应该使用通圣散（具有疏风退热、泻火通便功能的传统中药），还要打开门窗，让阳气散发。那种不知道瘟疫会传染而紧闭门窗，又在室内燃烧香烛的做法，十个病人九个会死。

谢肇淛的批评具有科学性，但简单地将瘟疫神话和信仰作为迷信来对待恐怕失之草率。神话与信仰其实是文化的载体，作为民众寻求心理慰藉的自我救赎方式，瘟疫神话和信仰不仅表达了他们的生死观，更表现了民众面对危机的深刻思考。

清代张振夔在《介轩文钞》中记录了两则疫神传说：

嘉庆庚辰秋，永嘉流行大瘟疫，病人上吐下泻，早上得病晚上就死了，严重者顷刻间就没命了。全城都笼罩在愁云惨雾中，街上空无一人。

除瘟记——中华瘟疫神话小讲

一日清晨,有人闯入张木匠家,在他面前跪倒。张木匠赶忙将他扶起来,问说怎么回事。来人回答:"现在市场上已经没有棺材了,即使有,也是又薄又脆不能使用,而且要价太高,我恳求您为我做两副棺材吧!一副收敛舍弟,一副给自己用。"张木匠斥责他:"你看起来还很健康,不要说不吉利的话。"此人感叹:"昨晚我们兄弟同榻而眠,二更以后,突然有敲门声,把我吵醒了。我问是谁,外面有人高喊:'快来吧,快来吧,把曹操也叫上。'曹操是舍弟的外号。我把他叫醒,一起出门去看,外面空无一人。我感觉毛发都竖起来了,两腿酸胀。家里养着一头母猪,我以为是它作祟,就让舍弟把它赶出去溺死。刚出门,他就倒地而亡。估计我也没有活路了,希望您能赐给我两口上好的棺材,我才能瞑目啊!"张木匠答应后,此人擦着眼泪回去了。后来，张木匠做好一口棺材就急忙送到此人家中，发现床上已经躺着两具尸体了。

　　有一位姓张的书生，读书到三更才准备休息，突然听到窗外有脚步声，然后又听到群狗凄惨的叫声。他好奇地透过窗户上的小洞向外张望，看到有三人站在院中，一人手持书册，像书吏，两人拿着铁锁，像公差。一会儿有一位老翁从中堂出来，书吏指向中堂的左边，老翁摇摇头。他又指向西轩，正是张书生所居，书生害怕得发抖，见老翁又摇摇头，才稍微放心。然后书生看到书吏指向东北角，正是书生弟弟的卧室，老人犹豫了一下才点头答应。书吏就翻开书册，拿出笔写起来。突然，这些人都不见了，狗叫也听不到了。第二天早上，书生带着他的弟弟参加童子试（科举考试的资格考试），把这件事情偷偷告诉了弟弟。隔了一天，有一位负责缝纫的人死了，这人与书生的弟弟同住一屋。

　　阅读上述两则传说，我们可能首先关注到的是民众面对烈性传染病时所产生的那种无法掌握自己生死的无奈与悲伤，无论是连棺木也买不起的穷困兄弟，还是出生于仕宦家庭的书生，在医疗水平较低的古代社会，面对瘟疫都只能听天由命。在这一点上，众生平等。但人之所以称为人还表现在许多方面，比如直面死亡的勇气与珍视生命的价值观。在临死之前还要为自己和弟弟努力去求一口上好棺木的兄长身上，我们看到了先民直面死亡的勇气。这其中既有传统中国人的死亡观念——棺木有入土为安的含义，也表现了无论哪一个国家，哪一个时代都共有的人性——维持生命的尊严与体面。而第二则传说中作为瘟神化身的老翁犹豫再三才选定对象的情节,则表达了珍视生命的价值观。因为珍视生命,所以先民在医学方面不断探索实践,积累了很多行之有效的应对瘟疫的防护与治疗方法。相传,东晋的葛洪就曾发明了用青蒿草加水榨汁来治疗疟疾的方法,后来屠呦呦女士提取青蒿素的研究正是在前人基础上的继续。

近代志怪小说《洞灵小志》记录了一则疫神神话:

张道陵(道教创始人,被奉为"张天师")的某位后人也是得道真人,曾在江西龙虎山修炼,宫庙中有神将和城隍神轮流守护,廊下摆放着许多用符纸封印的坛瓮,里面都关着妖怪,阴雨天的时候会发出声音,举起来似乎没有任何分量。杭州人徐琪(光绪六年进士)赴任广东学政时,途经龙虎山,想顺便谒见真人。见到真人之前，徐琪先遇到一位老者，老者听说他要去广东，便说自己也要到广东去办事，请徐琪载他一段，徐琪同意了。见到真人后，真人听说了这件事，感叹道："那位是疫神，几次想要到广东去，都被我阻止了。您现在奉皇命而来，既然已经答应他了，我就再也挡不住了。"徐琪向真人请求消解的办法，真人回答说："疫神行疫不能跨年，到时候您可以劝告百姓先过年，也许可以消解这次灾难吧。"徐琪到达广东，瘟疫果然开始流行。有人了解此事的来龙去脉，就写了"徐琪在此"四个字贴在门外，一家得以保全。徐琪下令提前过年，民众燃放爆竹，用盛放着花椒的盘子辟邪，瘟疫才停止。此前瘟疫流行的时候，商家常常收到伪装成真钱的纸钱，只有把钱放到水里才能辨别出真假。一位背着行囊的村夫来买酒，声称自己是疫神。卖酒人问："我能免

于此难吗?"村夫默不作声。卖酒人见村夫行
囊中有一本册子,抢过来一看,上面第一个名字
就是自己。他非常害怕,把册子扔到地上,突然
间,册子和村夫都消失了。没过几天,卖酒人就
死了,大概因为他气数将尽,疫神才接近他。据

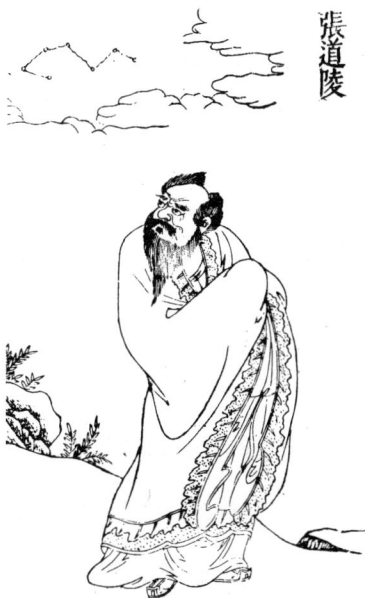

图21　张道陵(明《三才图会》)

说，疫神每到一个地方，都住在庙里，行疫结束后，再离开此地，到另外一个地方继续行疫，就像巡游一般。

这则传说处处体现了先民管控瘟疫的思想。第一，张天师及其后裔能制服包括疫神在内的神怪的情节，表达了先民对于战胜烈性传染病的自信；第二，疫神行疫要借助皇权的情节，以及受皇帝派遣的官员的名字具有避瘟功能的情节，暗示了政府有组织的治疗与救助行为可以战胜瘟疫；第三，徐琪以行政命令更改过年习俗，从而成功驱逐瘟神的情节，表达了即使在传染病大流行时期也要进行有效的地方社会治理，维持正常的社会秩序的观念；第四，疫神行疫不能跨年，疫神沾酒现身等情节，表达了生生不息的生命观。上述这些其实都表现了中华民族的韧性。实际上，如果我们去翻看史书，一定会为历史上接连不断、此起彼伏的烈性传染病感到惊讶，先民承受的苦难简直难以想象。中华民族绵延至今而没有断绝，与我们民族内在的韧性密切相关。正因为先民有直面灾难的勇气，有在灾难面前不放弃生命尊严的坚持，有在灾难中加强社会治理的智慧，中华民族才能绵延至今。

先民创造的瘟神疫鬼世界不仅纷繁复杂，而且还处于不断的变动中。在漫长的岁月里，受社会经济、思想等因素的影响，一部分瘟神疫鬼的职司发生了变化，有些甚至摆脱了瘟神的身份，比如我们接下来要讲的瘟神赵公明。

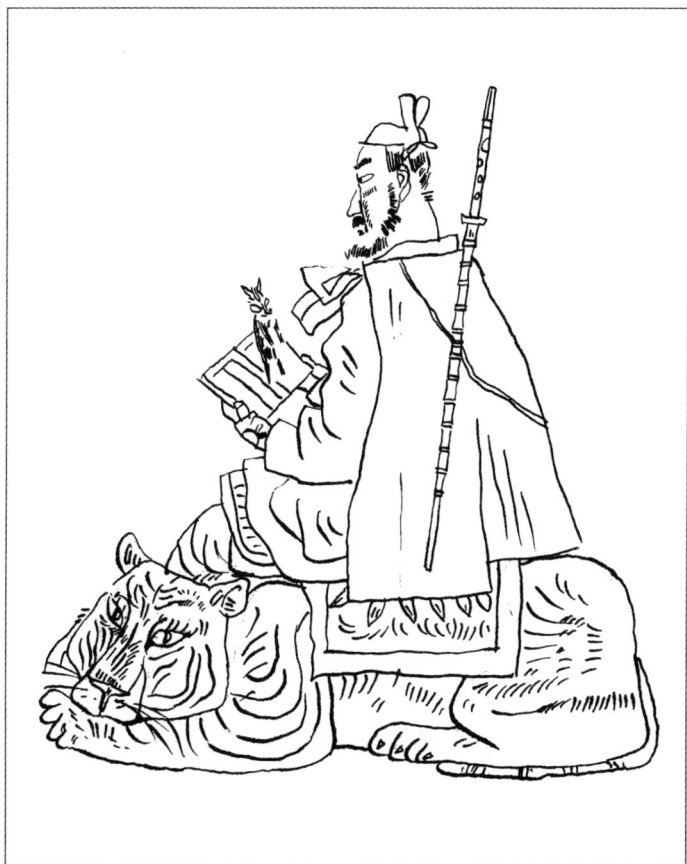

久闻大名的赵公明，从《封神演义》就知晓他，这次再会格外亲切。

——施晓颉

令人难以置信，在现代社会依然广受崇奉的武财神赵公明，曾是一位瘟神。

六　出身于瘟神界的财神

最近几年有一个流行词叫"出圈"，指的是人或事物的影响力跨越了原本的范围。"出圈"虽是个新词，但"出圈"的行为并不新鲜。很多人熟悉的财神赵公明就是一个大胆"出圈"的成功范例。

先秦厉鬼害性命

早在先秦时期，赵公明就是鬼神界有名的

传瘟厉鬼,他的恶名可能不逊于颛顼三子。

赵公明是春秋晋国人。不知道是不是巧合,从世系来看,赵公明也是颛顼的后代。颛顼生大业,大业生大费,大费在舜帝时被任命为管理狩猎与畜牧业的官员,又称伯益。伯益被舜赐姓嬴,后来的赵氏出自嬴姓。伯益后来辅佐大禹一统九州,至今在许多供奉大禹的祠庙中还能看到他的塑像。伯益的后代广布中原及其周边地区,生活在西戎的中潏是伯益的玄孙,中潏生蜚廉,蜚廉又生恶来。蜚廉与恶来因为力大无比而且善于奔跑,得到了商纣王的重用。蜚廉的后代孟增在周成王时期得到了任用,孟增的后代造父因为善于驾车成为周穆王的御用马夫,曾载着周穆王西巡去见西王母。相传,周穆王在西王母那里乐而忘返时,徐国的徐偃王叛乱,造父驾车载穆王以一日千里的速度赶去,最终平息了徐国的叛乱。为了奖励造父的功劳,周穆王将赵城(今山西省洪洞县赵城镇)赐给造父,从此,造父的后代就以赵为氏。赵叔带是造父之后,因不满昏庸无道的周幽王而带领家人迁居晋国,此后,赵氏一族就在晋国生息繁衍。

赵公明是赵叔带的四世孙,赵公明的儿子名赵夙。赵夙在晋献公时当上了为献公驾驭军车的甲士,并一路跟随献公征战南北,后因军功而被封为大夫。从此,赵氏一族在晋国日益强大起来。赵夙的孙子赵衰曾辅助春秋五霸之一的晋文公重耳成就霸业,先后被封为新上军将、亚卿,赵氏在晋国的影响逐渐扩大。赵衰的儿子赵盾是杰出的政治家和军事指挥家,也是一代权臣,曾独揽晋国朝政十几年,还数次引发了晋灵公的杀意。《左传》载:公元前583年,晋景公发兵消除专政的赵氏家族,几乎灭尽赵氏满门，只剩下一个被偷偷藏起来的婴儿——赵武，也就是那位著名的"赵氏孤儿"。两年后的冬天，晋景公梦见一个厉害的鬼，拍打着胸膛跳起来痛斥他："你杀掉了我的子孙，这是不义。我已经得到上帝的允许，可以报仇了！"厉鬼破坏了宫门和寝殿的门闯了进来，景公害怕，躲进内室，厉鬼又毁掉了内室的门。景公醒来后，召见巫者，巫者断言：景公吃不到新麦子了。没过几个月，景公就病死了。大家都说，吓唬景公的厉鬼是赵公明之灵。

《左传》记录了郑国政治家子产的言论，"鬼有所归，乃不为厉"，意思是让鬼享受祭祀，它才不会变成厉鬼。按照这个逻辑，赵公明之灵成为厉鬼是因为赵氏几乎灭门，没有人祭祀他了。虽然文献中没有记载，但我们猜测，为了平息赵公明之灵的怨恨，他一定被当作厉鬼在晋国得到了长久的祭祀，一直到他的后代赵武长大，认祖归宗之后，他才又作为赵氏先祖得到了子孙的祭祀。但祭祀厉鬼赵公明可能已经成为习惯，这是后来赵公明被奉为瘟神的基础。

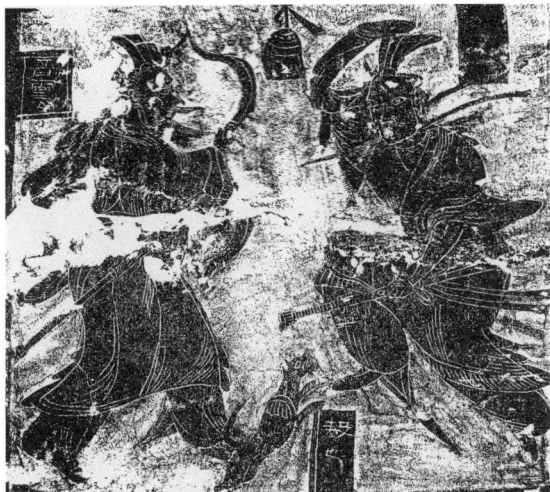

图22　晋灵公杀赵盾（汉画像石，山东沂南北寨出土）

到了晋代，赵公明的神话和信仰已经颇为流行，神怪小说《搜神记》记录了一则有趣的神话：

除瘟记——中华瘟疫神话小讲

汝南王祐病得很严重,与母亲诀别后正等待死亡的降临,忽然听到下人报有熟人来访。一会儿,这人来到王祐面前,对他说自己是赵公明府的参佐,并邀请王祐入职阴司,从事文书工作。王祐一听便知道他是鬼吏,于是哀求说:"老母年迈,我又没有兄弟,一旦我死去,就无人奉养老母了。"参佐同情他,答应回去向上官求情为他延命。第二天,这位参佐又来了,还带着几百个鬼兵,鬼兵都有两尺来长,穿着黑色的军服,上面还有红油做的标记。王祐家里正举行祈祷仪式,那些鬼兵听见鼓声,都和着节拍,挥动衣袖舞起来。参佐带来了好消息,王祐要准备酒食感谢他,参佐谢绝了。临走时,参佐说:"病在人体中,就像火一样,要用水来解它。"于是就拿了一杯水,揭开被子浇了进去,还留下十多支避疫的赤笔,说只要簪着笔,无论到哪里都能辟邪消灾。不过,这位参佐虽然放过了王祐,却取走了另一些人的性命。王祐康复后见到一本记录各路鬼神的妖书,上面记载:天帝派赵公明、钟士季等三位将军,各自督领数万鬼兵,到人间索命。这些文字与王祐病中所知并无二致。

《搜神记》大致为我们描述了晋人对赵公明的看法,他们将赵公明视为冥界之神,地位相当高,直接听命于最高天神,手下还有数万鬼吏鬼兵。虽然彼时赵公明可能还不是专职瘟神,但从神话中参佐送给王祐的避疫赤笔,以及参佐迅速收取人命的情节来看,瘟疫是赵公明及其手下鬼吏鬼兵取人性命的重要手段。也就是说,瘟神已经是赵公明神职中的一种。

我们知道,神灵系统是人创造的,民众之所

以创造以瘟疫取人性命的赵公明，与当时瘟疫蔓延的现实息息相关。从汉至晋，疫病暴发的次数大甚于前朝。《汉书·天文志》记载公元前88年5月，因大地震引发的一场瘟疫时说：这场瘟疫流行到秋天才结束，因传染而死亡的人数太多，以至于把棺材的价格都推高了。到了东汉末年，瘟疫暴发，横行不止。公元179年的春天，瘟疫席卷中原地区，张角凭借着一点微末的医术和一本融阴阳五行、养生治病、谶纬算命等内容于一体的《太平经》，结集了许多绝望无助的灾民，掀起了直接动摇东汉统治基础的黄巾起义。可以说，这是一场被瘟疫逼出来的农民革命。

三国混战时，瘟疫时时处处都显示出它的威力，比如导致曹操大军在赤壁之战中失败的原因之一就是军中流行的瘟疫。大约在建安九年（公元204年），一场被称为"伤寒"的大瘟疫开始席卷南北，一直延续到晋国建立以后。其疫情之惨烈，超乎想象。名医张仲景在《伤寒杂病论》自序中说：他的家族原本有二百多人，但建安纪年以来不到十年间，已经死了三分之二，其中百分之七十都因传染病而死。曹植有《说疫气》一文，记录了建安二十二年的情形："疠气流行，家家有僵尸之痛，室室有号泣之哀。或阖门而殪，或覆族而丧。"不仅普通百姓一家家死去，一族族灭亡，连贵族也无法幸免，著名的"建安七子"中的四位——徐干、陈琳、刘桢、应场都先后死于这场瘟疫。面对瘟疫，束手无策的民众只好寄希望于神鬼，赵公明神话和信仰因此在汉晋时期获得大发展。

　　有意思的是，无论是先秦厉鬼赵公明，还

是东晋冥神赵公明,他们的行为都受到严格约束,并不能肆意妄为。厉鬼赵公明找晋景公复仇时,特意说明自己得到了上帝的许可,冥神赵公明收取性命的行为是受天帝的派遣,而作为他部下的参佐,想放过王祐,还必须请求上司同意。这些情节是先民试图让瘟疫处于人类管控之下的反映。虽然瘟疫横行,但先民并没有放弃战胜瘟疫的想法,因此他们创造的传瘟厉鬼与神都循规蹈矩。而且,随着社会的发展,先民对瘟疫管控的意识愈发清晰。与先秦时期仅散播瘟疫的厉鬼定位不同,汉晋时期的赵公明具有两面性,既可以散播瘟疫取人性命,又能救治疫病,帮助民众防范瘟疫。

元帅公明招财宝

大约在南北朝时期,赵公明正式进入瘟神

的行列。梁代道士陶弘景在《真诰》中提道：以
赵公明为首的五方诸神是专司"土下冢中"的
阴神，手下有一千两百员"瘟鬼"。《太上洞渊神
咒经》也说赵公明与刘元达、张元伯、李公仲、史
文业、钟士季等各自率领二十五万鬼兵，在人间
散播瘟疫。赵公明的瘟神定位已经很清晰了。
到隋唐时期，瘟神赵公明的神话和信仰逐渐成
为五瘟神的神话与信仰的一部分。《三教源流搜
神大全》记载了一则五瘟使者现身的神话：

隋开皇十一年六月，有身披五色袍的五位
力士现身于帝都上空。他们手中所执之物各不
相同：一人执杓与罐，一人执皮袋与剑，一人执
扇，一人执锤，一人执火壶。隋文帝向太史张居
仁询问他们的来历，张居仁答道：这五位力士
是五瘟使者，分别是春瘟张元伯、夏瘟刘元达、
秋瘟赵公明、冬瘟钟仕贵、总管中瘟史文业。张

居仁还说：五瘟使者受上天派遣，来人间散播瘟疫，人力没有办法阻止。果然，当年就暴发了大瘟疫，染病致死者甚多。为了恳求五瘟使者手下留情，隋文帝下令为他们建祠，并诏封：青袍力士为显圣将军，红袍力士为显应将军，白袍力士为感应将军，黑袍力士为感成将军，黄袍力士为感威将军。从隋到唐，朝廷都在每年五月初五祭祀五瘟使者。后来匡阜真人巡游到五瘟祠，还将五瘟使者收服为部将。

南北朝到隋唐时期正是中国社会经济的大发展时期，人口聚集的集镇、城市不断增加和扩容，瘟疫暴发引起的后果也越来越严重。比如唐大和六年（公元832年），从剑南道（治所在今四川成都）至浙西道（治所在今江苏镇江）发生了一场罕见的瘟疫，唐文宗在救灾诏令中说：灾民中有全家都死亡的，由官府准备棺木，并出丧葬费,死亡一半及以上的民户都可以减免赋税。

唐大中九年(公元855年),江淮一带又发生另

一场大瘟疫,唐宣宗下诏:江淮数道因为旱灾和

瘟疫,民众或死或徙,十室九空,收不上税,因此

特赦三年。正因为瘟疫给国家带来了深重的灾

难,所以隋文帝为五瘟使者建造了神祠,定期祭

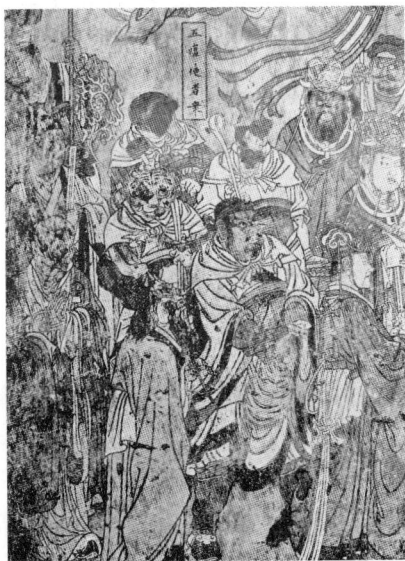

图23　五瘟使者(元代壁画,山西稷山青龙寺)

祀他们，使瘟神祭祀进入了官方崇拜体系，企图通过祭祀瘟神控制瘟疫的传播。

五瘟神话作为瘟神组合神话，与单一的瘟神疫鬼神话差别较大，它在隋唐时期出现并非偶然。我们知道，隋唐是中华文化大发展、大整合的时期，各种文化都得到了交流、融汇，五瘟神话也带有明显的整合意味，体现了先民在对抗瘟疫的过程中积累的经验与智慧。

第一，瘟神与四季对应关系的安排反映了先民对瘟疫在四季都可能暴发的客观认知。先民对瘟疫发生时间的认知是一个渐进的过程。最初，先民认为冬春季节是瘟疫的高发期，因此驱瘟辟邪的傩仪被安排在年终岁末。随着时间的推移，先民积累的实践经验越来越丰富，他们逐渐发现一年四季都可能暴发传染病，因此创造了掌管四季瘟疫的四季瘟神。

第二，虽然隋唐时期的五瘟使者神话是在瘟神赵公明神话的基础上发展而来的，但它与瘟神赵公明神话又有明显区别，包括赵公明在内的五瘟使者似乎都是邪神，因此才有了神话结尾匡阜真人收服五瘟为部将的情节。这种情节设置与汉晋时期的瘟神赵公明神话矛盾，唯一合理的解释就是各地瘟神神话资源曾进行过整合，一些散播瘟疫的邪神经过整合成为掌管瘟疫的善神，但神话表述中还残留着邪神的影子。邪神向善神的转变，表现了民众面对疫病时更加自信的态度。

第三，瘟神扩容也是各地瘟神神话资源整合的结果。中华地域广阔，南北环境差异较大，各地传染病的致病原因、传染途径等也大不相同，由此产生了千差万别的瘟神神话。在长期的文化交流中，不同地区的瘟神神话也发生了交融,产生了多种瘟神组合神话,比如《太上洞渊神咒经》中记录的瘟神有七位,而《三教源流搜神大全》中只有五位。我们在阅读这些神话时常常感觉一些瘟神的姓名与经历很陌生,这是因为他们的神话长期在各地民间流传,后经整合才著录于文献,在此过程中丢失了较多信息。

元明时期,五瘟使者继续扩容,出现了八部鬼帅,赵公明依然在列。《列仙全传》记载,当时有八部鬼帅,分别率领亿万鬼兵,在人间兴风作浪。八部鬼帅的具体职司是:"刘元达领鬼行杂病,张元伯行瘟病,赵公明行下痢,钟士季行疮肿,史文业行寒痢,范巨卿行酸瘅,姚公伯行五毒,李公仲行狂魅赤眼。"这种明确到具体传染病分配的职司此前出现较少,实际上代表了民众对当时常见传染病的认知,比如"下痢"与

"寒痢"指传染性腹泻,"疮肿"指传染性皮肤病,"酸瘠"是表现为头疼、全身酸痛的传染病等。为传染病归类取名的细节,暗示了当时对这些传染病已经有了具体的治疗方法。

实际上,明代的确是传统医学的全面发展时期,在传染病的防治方面更取得了长足的进步。有一位江苏医学家缪希雍就在此方面颇有研究。缪希雍是一位奇人,他少年时代曾患上了死亡率相当高的传染病——疟疾,也不知是家贫看不起医生,还是当地医生对此病无解,反正这位少年最终依靠翻阅医书、搜求药方而治好了自己。这次经历为缪希雍打开了通往新世界的大门,他立志从医,研究药理,博览医书,并游走四方,在行医的实践中打磨自己的医术,最终成为一代名医。缪希雍有许多重要的医学思想,直到今天依然可以指导传染病防控,比如他认为很多传染病的病毒是通过口鼻入侵人体的。

在瘟神的各种排列组合中，在民间影响最大的是五瘟。而五瘟信仰最深厚的地区是长江以南，这可能是因为环境湿热，易生蚊虫，古代的长江以南地区常常暴发大型传染病。长江以南各地民众对五瘟使者的称呼也不尽相同，比如"五帝""五圣""五福大帝""五瘟王爷"等。

也许因为赵公明被神化的时间最久，在民间的威望最高，所以后来他获得了特别的发展机会，成为广受欢迎的财神。

大约在元朝，赵公明被封为赵元帅。元本《新编连相搜神广记》记录了赵元帅的生平事迹，说他是中南山人，秦时避世隐居，后修炼得道。该书还对他的外形进行了详细描绘：赵元帅长着一张黝黑的面庞，头戴铁冠，手执铁鞭，跨坐于老虎身上。这副威风凛凛的样貌对后世影响深远，直到当代，执鞭、跨虎依然是赵公明形象的标志性特征。在《新编连相搜神广记》中，赵元帅首次超越了瘟神身份，具有了更广阔的职司范围，比如能驱雷使电、呼风唤雨，甚至可以保佑打官司顺利，做买卖发财。至此，赵公明已经由单纯散播瘟疫的瘟神转变为多能神，而且是一位既可以救助瘟疫，又可以为商业经营行为保驾护航的善神。

此后，赵公明与瘟神的定位渐行渐远，并终于在明代开启了通往财神之路。万历年间成书的神魔小说集《北游记》（又名《北方真武祖师玄天上帝出身志传》）首先叙述说：赵公明等本是擅自下凡的神仙，住在徐州府风清洞危害百姓，被祖师擒拿后受感化，转而成为护佑百姓的善神。这种邪神向善神的叙事为赵公明由瘟神向财神的转变做了铺垫。到了《封神演义》，赵公明已经成为财神了。姜子牙敕封阵亡者，赵公明被封为"金龙如意正一龙虎玄坛真君"，率领四位正神，行使迎祥纳福、追逃捕亡之职。赵公明帐下四位正神分别为：招宝天尊、纳珍天尊、招财使者、利市仙官。单从神名也可以看出这四位辅神都是专职财神，而作为四位财神上官的赵公明自然也是财神了。在江南地区，很多民众将赵公明与四位属下并称为"五路财神"，也称"路头神"，并逐渐形成在春节后店铺开市的正月初五迎接路头神的习俗。

赵公明由瘟神到财神的变化有深刻意义。一方面它反映了先民面对瘟疫时的积极辨证思想：瘟疫的暴发已经是极坏之事，但如果人类可以寻找出治疗疫病的方法，瘟疫也可以被制服，如此便否极泰来。这种思想反映在神话中就表现为祸害人间的瘟神可以转变成造福人间的善神；另一方面，神话和信仰的出现或消失都与民众的客观需求有关，赵公明的瘟神职能在明代的消失可能表示：当时一些民众已经意识到在与瘟疫斗争的过程中积累的经验与知识，比求神拜佛更可靠。

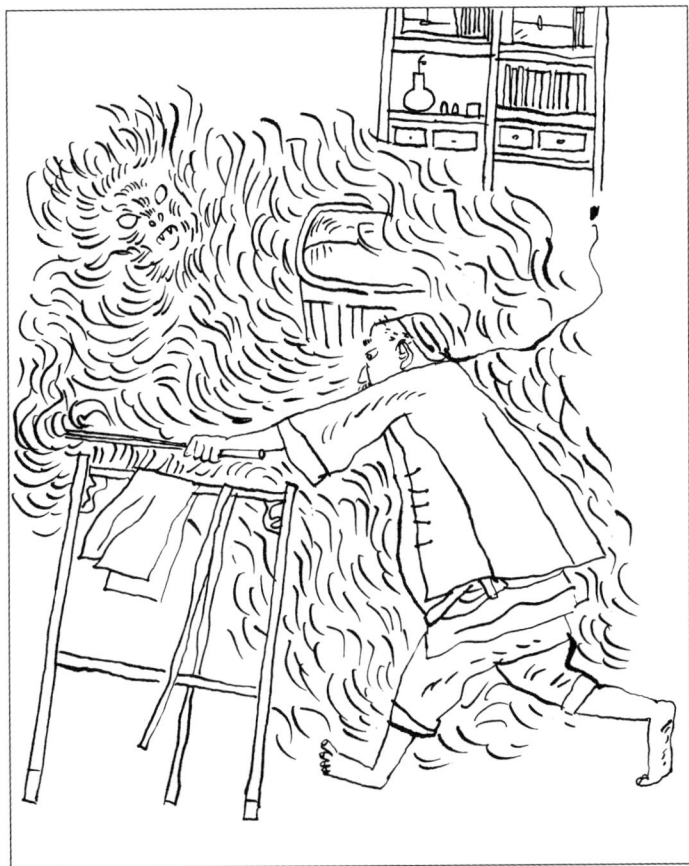

用鸡毛掸子抓鬼也是一绝,假设是装了电池的电蚊拍,则效果应更佳。

——施晓颉

疫鬼向人类提供治疗疫病的药方，这当然是一种幻想，但虚假的幻想却真实地反映了先民在传染病防治方面技术水平的提高。

七　来自疫鬼的治瘟药方

中华先民对传染病防治方法的探索极早。到了战国时期，相关的经验与方法已经作为比较成熟的医学理论被载入《内经》。《内经》即《黄帝内经》，是我国现存最早、内容最丰富，也是影响最深远的一部医学著作。虽托名黄帝，但《内经》实际上成书于战国至秦汉之间。《内经》主要包括《素问》与《灵枢》两部分。《素问·刺法论》将传染病称为"五疫"，说：五疫是容易相互传染的病症,成年人与孩童都可能患病,如何才能不被传染呢？一方面要提高自己的抵抗力,另一方面要尽量躲避这些疫病的邪气,也就是隔离。提高抵抗力与隔离,在当代传染病预防方面仍是重要方法。

当然,与当代医学发展速度相比,古代医学发展比较缓慢,从对传染病的正确认知到有效预防和治疗,要经历漫长的探索过程。以结核杆菌感染引起的慢性传染病——结核病为例,从《内经》到东汉张仲景的《金匮要略》虽然都对结核病的症状进行了描述,但并未认识其传染性。到华佗时,在此方面的认知就取得了一些进步。华佗的《中藏经》记录了结核病通过尸体传播的现象,并指出其传染性与个体的免疫力相关。东晋的葛洪对结核病的认知更进一步,他在《肘后备急方》中描述了结核病末期的症状,并认识到结核病是慢性病和家族传染病。对前代来说,这是巨大的进步。

随着时间的流逝,先民积累了一些预防与治疗传染病的经验,产生了不少验方和有效的治疗方法。与治瘟药方有关的瘟疫神话就诞生于先民预防与治疗疫病的实践过程中。

仙人苏耽遗橘井

中国古代第一部文言纪实小说总集是宋代的《太平广记》,由李昉等人奉宋太宗之命编纂而成。全书共五百卷,单目录就有十卷,占比最大的是神仙鬼怪故事,有一百六十多卷,保存了从汉代到宋代初年的大量神话,其中有一则是苏仙公留治瘟方的神话。

苏仙公幼时丧父,与寡母相依为命,极其孝顺,后得道成仙。飞升前,苏仙公拜别母亲说:

"我受上天之命,位列仙班,现在仪仗与护卫都来了,以后我无法在您身边尽孝,特此向您告别。"苏母问:"你离开之后,我要如何生活呢?"苏仙公回答:"明年瘟疫大流行,庭院中的井水和屋檐旁的橘树可以代替我赡养您。用一升井水、一枚橘叶,就可以治疗一个病人。我还留下的一个关着门的柜子,一旦您缺少什么,就敲敲柜门告诉它,您需要的东西立刻就会出现,但请一定不要打开柜门。"说完,他就升仙而去了。第二年果然暴发了大瘟疫,远近之人皆来求苏母医治,苏母用井水和橘叶治疗,没有治不好的。平时,苏母生活上有什么短缺的就敲柜门,需要的东西就立刻出现了。三年之后,苏母在好奇心的驱使下打开柜门,只见一双白鹤飞出,从此再敲柜门,便没有回应了。

苏仙公即苏耽,相传为汉代桂阳(今湖南郴

州）人，于汉文帝时得道升仙。苏仙公是对湖南道教界很有影响的一位人物，湖南郴州的苏仙岭就因苏仙公而得名，岭上的苏仙观是为苏仙公而建。苏仙公神话产生很早，东晋时期的《神仙传》中就有记录，可惜这部分内容后来遗失了，仅有上述佚文保留在《太平广记》中。

中医药界有一典故——橘井泉香——就出自上述神话，常用来比喻良药。"橘井泉香"与称颂贤医的"杏林春暖"合称"橘井杏林"，成为传统医药文化的代名词。"杏林春暖"典出三国时期江西名医董奉的行医故事。相传董奉看病不收钱，而是根据病情的轻重，让治好的病人栽活一到五棵杏树。几年之后，杏林结果，董奉又以果换粮，赈济穷人。从两个典故的影响来看，"橘井泉香"显然更突出，旧时中药铺大都在显眼处挂"橘井泉香"的匾额。"橘井泉香"最初的含义是治瘟良药,充分说明寻找治疗疫病的方法对医者而言有多么迫切。

大约从宋代开始,出现了瘟神疫鬼向人类吐露驱瘟避疫方法的神话。

《夷坚志》记录了一则管枢密驱疫鬼的神话,非常特别:

管枢密即管师仁,是北宋著名政治家,曾官至正二品副相。管师仁在福建、广西任职的时候,颁布了很多惠民政策,老百姓感激他的恩德,甚至为他立了一座生祠,日日供奉。相传,管师仁还没有当官的时候,曾在某年正月初一早晨见到几个"形貌狞恶"的鬼。管师仁是德高福厚之人,不仅不惧怕,还大声叱问它们是什么鬼。鬼回答说:"我们是疫鬼,按照惯例,每年年初到人间行疫。"管师仁问:"我家会不会有人染疫?"疫鬼说没有。管师仁又问:"怎样避免染疫?"鬼答:"或三世积德,或家业即将兴旺,又或不吃牛肉。三种情况有一种的,我们就进不了他的家门,他的家人自然也不会患疫。"刚说完,疫鬼就不见了。

南宋的《夷坚志》继承六朝志怪传统,共四百二十卷,可谓卷帙浩繁。该书刚写成就引起了轰动,士大夫争相传阅,在福建、四川、江西,以及都城临安等地都大量刊刻印行。《夷坚志》的作者洪迈先后在泉州、吉州、赣州、婺州、绍兴等地担任知州,杂采各地古今奇闻琐事,后官至端明殿学士,又兼修国史,因此在广览博识方面比一般知识分子要高出许多。夷坚,相传是上古一位博闻强记的贤者,《庄子·汤问》说,《山海经》所列的各种内容是大禹在各地治水的时候见过的,是伯益了解它们的来龙去脉而命名的,是夷坚听说后记录下来的。大约是为了向夷坚学习，洪迈将自己所写的志怪笔记定名为"夷坚志"。

上述载录于《夷坚志》中的神话之所以有趣，主要表现在人与鬼的关系方面。作为凡人的管枢密与疫鬼之间的关系，并非此前瘟疫神话中表现的人怕鬼、鬼害人。管枢密见到疫鬼后没有任何畏惧之色，反而高声斥责，而疫鬼见到管枢密之后则表现得唯唯诺诺，老老实实地回答了管枢密的问题，人与鬼之间的关系似乎颠倒了。

更应该引起我们重视的是神话通过疫鬼之口，表达了当时流行的避瘟观念。如何才能不患传染病呢？宋人从道德、气运和饮食习俗三方面进行了认知：积德行善能不被疫鬼所祟，这是劝善的社会风尚所致；家业兴旺能不患传染病，这是传统气运观的反映；不食牛肉不会染疫，这与佛教的影响和传统农业对耕牛的珍视有关。

不食牛肉就不会得传染病的认知曾广泛流行。南宋的《岁时广记》有"戒牛肉"条，载：佛经说每年五月初五是瘟神巡行人间之时，应该用朱砂红笔书写"本家不食牛肉，天行已过，使者须知"十四个字贴在大门上，这样就可以避瘟疫，因为瘟神不侵犯不吃牛肉的人家。这种认知在今日看来颇为古怪，但在古代却有理可循。一方面，这是受到了佛教文化的影响。佛教刚传入中原时，讲究的不吃荤其实是不吃蒜、葱、韭等吃在嘴里留有味道的东西。直到南朝梁武帝时期，这位笃信佛教的皇帝禁止杀生、食肉，才形成了佛教徒食素的习俗。但从行政命令到全体佛教徒遵守的法则，并非一蹴而就，需要借助大量的佛教神话故事进行推广，不食牛肉不会染疫的神话就是其中之一。另一方面，古代中国作为传统农业国家，耕牛算是第一生产力了，因此一直有禁止私杀耕牛、禁吃牛肉的传统，这些传统甚至在某些朝代还写入法律。可见，宗教与经济生产方式等因素对于民间信仰和神话都有着较强的影响力。

瑟瑟瘟鬼献良方

凡人向瘟鬼索要避瘟方法的情节不止在一则神话中出现，载录于清代笔记小说《履园丛话》中的一则神话也与此相似：

嘉庆十年（公元1805年）三月，《履园丛话》的作者钱泳一家客居四川中坝巡司署。三月初五早晨，巡司署外哄传路面被弹上了墨线，钱泳出门去看，发现从大堂暖阁到门口长约百步的甬道上，有一条贯穿全路的黑色线条。钱泳询问当地居民，大家都说镇上的各条街巷，即使是偏僻的小路上也是这样。同日，成都、龙安、嘉定都出现了这种墨线，不知道是怎么回事。当年立夏后，民间暴发大瘟疫，四五月间疫情最严重。每天从成都各城门运出的棺木都有八百四五十具，有时甚至多达千余具。先前，三月初的时候，简州(今四川简阳)刺史徐鼎奉旨到嘉定(今四川乐山)公干，夜里梦见有五人从东方来，自称为"行疫使者"，将要赶赴成都行疫。徐鼎问他们什么时候回来，五人答道："过年看完龙灯才回来。"徐鼎返回后适逢疫情流行，回想起梦中五人所言，立即上报川陕总督，议定将五月初一假作元旦，试图哄骗疫鬼。于是，川陕总督就下令让民间悬挂灯火，请僧道诵经礼忏，扎龙灯，燃放烟花爆竹，百姓也帮着一起制作彩灯。每夜都灯火通明，诵经钟鼓之声不断。从锦江门到盐市口，热闹的人群和欢乐的歌舞表演到处都是，即使每年的元宵节也没有如此盛况。就这样过了半个月，瘟鬼饱看龙灯而离去，瘟疫也随之停止。

《夷坚志》与《履园丛话》中的神话有两个共同点值得关注。

其一，对瘟疫暴发时间的认知。《夷坚志》中瘟鬼自述要在岁首传播疫病，《履园丛话》中的瘟鬼也说它们要观赏过元宵灯会以后才离开。此外，本书所载的不少瘟疫神话也都表达了对瘟疫在岁末年初集中暴发的时间认知。现代医学研究已经为我们普及了冬春季节是呼吸道传染病高发期的知识，古人虽没有发达的医学研究，但他们依然在长期的实践中总结出了传染病多在冬春季集中暴发的规律。

其二，两则神话中都表现了瘟鬼对人间官

员的畏惧。因为害怕官员，瘟鬼采用了当面告知或托梦告知等方式，解释了避瘟之法。不论这些方法是否真的有用，但瘟鬼惧怕人类的情节已经明显展现出民众面对瘟疫时大大增强的自信心。

同样在清代，还出现了普通人徒手制服瘟鬼，逼问治瘟药方的神话。清代诗人、散文家袁枚著有记述鬼怪之事的笔记小说《子不语》，其中一则瘟鬼神话这样讲述：

乾隆二十一年（公元1756年），湖州人徐翼伸妻子的叔叔刘民牧当了长洲县主簿，住在前礼部侍郎孙岳颁的一处府邸。徐翼伸趁返乡之机拜访刘主簿。由于天气炎热，他就在书房中洗澡。当时，月色朦胧，徐翼伸突然感觉窗外有一股气体喷入书房，很像清晨行路时遇到的臭雾，而桌上的一根鸡毛掸子竟无缘无故地旋转起来。徐翼伸胆子很大，他拍打着床，大声呵斥，却看到床上挂着的浴巾和桌上的茶杯都飞出了窗外。茶杯碰到窗外一棵黄杨树的树干，砰的一声就碎了。徐翼伸很吃惊，便让仆人出去查看，发现一团黑影正绕着屋顶转来转去，还发出很大的声响，过了一段时间才平息。徐翼伸洗完澡后坐在床上休息，看到鸡毛掸子又旋转起来，他伸手握住鸡毛掸，却感觉这并非平常的鸡毛掸，又湿又软，像女子的乱发，而且臭不可闻，还有一股冷气顺着鸡毛掸窜上他的手臂，直达肩膀。徐翼伸强忍不适，坚持握着鸡毛掸。这时，墙角传出了声音，就如同从瓮中传出来一般，开始像鹦鹉学舌，接着又像小孩啼哭。那声音说："我叫吴中，从洪泽湖来，被雷声惊吓，所以躲在这里，请求恩人放我回去。"徐翼伸问："现在吴地正遭受严重的瘟疫，难道你是瘟鬼

吗?"那声音回答说:"是的。"徐翼伸说:"既然
你是瘟鬼,我就更不能放你走,免得你去害人。"
瘟鬼说:"治疗瘟疫是有药方的,我把药方交给
您,求您开恩放我回去吧。"徐翼伸让鬼说出药
名,然后亲自记录下来。写完后,他实在忍受不
了臭味,而且手臂也冷得受不了,想放开掸子,
但又担心瘟鬼作祟害人。这时,旁边侍立的家
奴手里正好拿着坛子和罐子,他们让徐翼伸将
掸子放进去,然后封起来。徐翼伸便把瘟鬼塞
进坛子,封好坛口,扔进了太湖。徐翼伸所记录
的药方是:雷丸四两,飞金三十张,朱砂三钱,明
矾一两,大黄四两,掺水做成药丸,每次服用三
钱。这个药方后来被苏州知府赵文山要去了,
用此方治疗染上瘟疫的人,没有救不活的。

这则神话读来甚是有趣,瘟鬼非但不令人
畏惧,甚至还有些可怜。它害怕雷声,还轻易被

人类制服，献出了避瘟药方也没有被释放，最后被沉于太湖湖底，命运可以说是相当悲惨了。神话所述内容发生于乾隆二十一年，历史上，这正是江南瘟疫横行的一年。清乾隆年间多水灾，乾隆二十年有一场大洪水，洪水之后又发生了蝗灾。大灾之后常有大疫，乾隆二十一年，一场大瘟疫席卷了整个江南地区，包括湖州、苏州、娄县、崇明、武进、通州等地。徐翼伸逼问瘟鬼献方的神话，正诞生于这样的历史背景下。为了救助患者，江南各地都设置了施药场所，地方官员们亲自招揽名医积极应对，医者也尽心竭力救治病人。近代辑录的《叶天士手集秘方》就记录了清朝的江南名医叶天士在乾隆二十一年大疫中所研制的"截疫保命丹"一方。上述神话对瘟鬼献上的药方进行了记录，其成分包括雷丸、飞金、明矾、大黄等，该情节其实是对乾隆二十一年大疫时期,医者研制各种药方积极治疗瘟疫的反映。也许瘟鬼献上的这个药方,就如"截疫保命丹"一般,是当年某位医家研制出来的验方。

从疫鬼献方神话开始,人与瘟神疫鬼力量的对比发生了明显变化,产生了越来越多的普通人战疫鬼、捉疫鬼的神话,甚至还有人"胆大妄为"地毁掉了瘟神塑像与祠庙,成为瘟神疫鬼的克星。

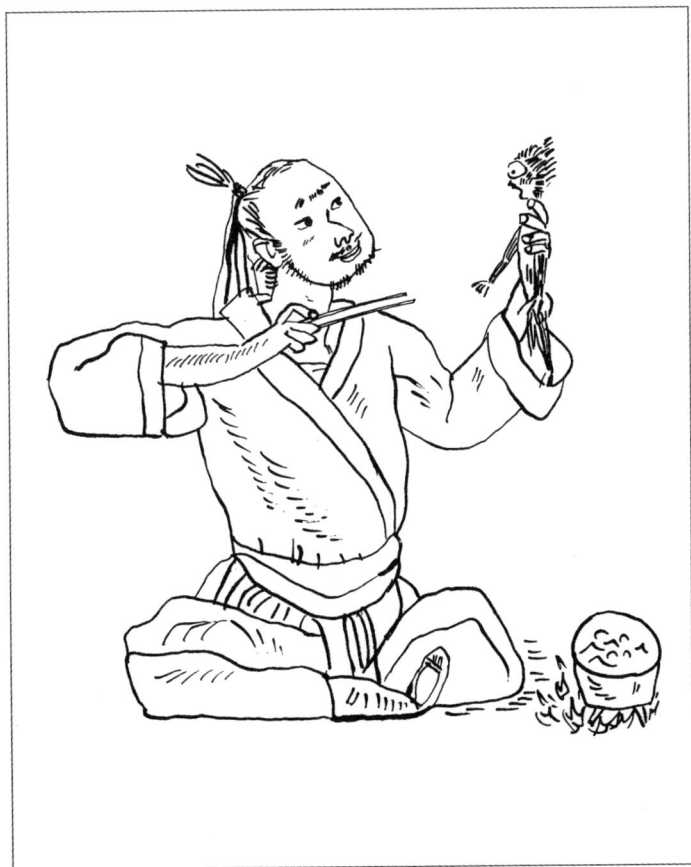

你想捉我？我还想吃你呢！

——施晓颉

虽然神话是神灵信仰的反映,但在捉疫鬼毁神庙的神话中,却充满了反对神灵信仰,讲求对症治疗的叙述,具有朴素的科学精神。

八 捉鬼毁庙的克瘟好汉

神话是神灵信仰阶段的产物,但它也是先民认识世界、表达自我的一种方式。所以在神话中,既有被当代人嗤之以鼻的"迷信"行为,也记录了先民对自然界和人类社会的科学探索。随着先民对瘟疫防治规律认知的逐步加深,中华瘟疫神话中不仅出现了反映人与疫鬼力量对比变化的捉疫鬼神话,更出现了反对瘟神疫鬼信仰、关注对症治疗的科学治疫观。

凡人捉鬼演好戏

大约成书于六朝至隋初的《录异传》载录了一则邵公捉疟鬼的神话：

邵公得了疟疾，很久都没有痊愈。有一次疟疾发作，邵公看到有几个童子捉着他的手和脚。邵公假寐，突然起身捉住了一个小童，童子随即变为一只水鸟。邵公把这只水鸟绑起来挂在窗口，准备杀了它吃。天亮的时候，水鸟突然不见了，邵公的疟疾也痊愈了。相传，当时凡是患疟疾的人，只要呼唤邵公之名就能好得差不多。

这里的邵公，可能是东汉名臣袁安。袁安，字邵公，汝南郡汝阳县（今河南商水西南）人，因举孝廉进入仕途，历任太仆、司空、司徒等职，为政严明，断狱公平，声望很高。和帝时期，外戚掌权,民怨沸腾,袁安不畏权贵,守正不移。也许民间认为刚正不阿的人也一定具有驱邪捉鬼的能力,于是邵公捉疟鬼的神话就产生了。

神话中以童子形象出现的疟鬼,其原型就是本书之前提到的颛顼三子之一,那位居于江水之间,专门传播疟疾的疟鬼。颛顼三子神话对后世影响深远,此后神话中的疟鬼往往以童子形象出现,直到清代的《子不语》依然如此。

《子不语》记录了上元令陈齐东年少时遇疟鬼的故事:

当时,他与一位伙伴住在关帝庙中,而伙伴正患疟疾。陈齐东目睹身穿青衣,面孔白皙的童子出现时,伙伴疟疾发作,童子离去后,伙伴疟疾停止的现象。他猜测此童子是疟鬼,便扑上去捉,谁料,就在他刚用手碰到疟鬼时,疟鬼就突然消失了。伙伴的疟疾很快痊愈,而陈齐东碰到疟鬼的那只手却黑乎乎的,像烟熏过一般,好几天才恢复。

疟鬼为孩童的设定,可能使一些古人认为疟鬼仅能害小儿,不能使大人生病。比如东汉建武二年(公元26年),弘农郡(今河南灵宝北)被反叛的苏况攻破,郡守也被俘虏,一时人心惶惶。光武帝刘秀任用在弘农郡一带威名远扬的名将景丹兼任弘农郡郡守。当时景丹正患疟疾,但也不敢违抗刘秀的命令,只好抱病前往。不幸的是,十多天后,景丹就病逝了。景丹患疟疾时依然被刘秀任命之事,侧面反映出时人对疟疾这种传染病的严重性认知很不足,尤其轻视健康成年人患疟疾的情况。唐高宗的儿子章怀太子李贤注解《后汉书·景丹传》时引用了一段相关故事。景丹患疟疾时,被刘秀召见,刘秀见他浑身发冷,就笑言:"我听说壮士不会得疟疾,我汉朝堂堂的大将军怎么反而患了疟疾呢?"刘秀的看法,大概是当时通行的认知。

到处传播疟疾的疟鬼,固然让人畏惧,但依然有不怕疟鬼的勇士,比如上述的邵公与陈齐东。邵公不仅徒手捉住疟鬼,还打算吃了它,甚至由此成为疟鬼的克星,救了不少患疟疾的民众。凡人勇捉疟鬼,成为疟鬼克星的神话,实际是医疗技术发展进步的体现。早在东晋,中医方剂著作《肘后备急方》就记录了一些可以治疗疟疾的药方,如"乌梅丸",用甘草、乌梅与人参为主要原料制成;又如单方青蒿,一把青蒿用二升水浸泡,然后榨汁饮用。

类似邵公捉疟鬼这样反映民众对抗瘟神疫鬼的神话叙事还有很多。著名抗清志士陈邦彦之子陈恭尹是清初诗人,著有《独漉堂集》,其中记录了区致远克疫鬼的神话:

区致远是明末广东新会人，通过科举考试后当上了都察院都事。当时，京城瘟疫蔓延，前后左右的邻居都死于瘟疫，只有区都事家幸免于难。时人相传区致远能克疫鬼，其家人才没有被疫鬼作祟。据说，有人得到区都事的签名符，拿到家门口的时候，家里的病人就痊愈了。于是人人奔走，讨要区都事的签名符，从高官家的卧室、厨房，到官府衙门，到处都贴着区都事的签名符。有一位御史病得很严重，来拜访区都事，区都事说："到我床上躺一下，很快就好了。"御史睡了一小会儿，出了一身汗，病就好了。后来因为此事，区都事被提拔为南兵曹。

同书还记录了何左王兄弟之事：

何左王兄弟是很勇敢的人，多年前瘟疫流行的时候，何左王邻里死去的人很多，那些家人害怕被传染而不敢为他们收尸。左王兄弟前往收敛了数十家。当时,有病人梦到左王用冷水浇他的后背,出了很多汗,就痊愈了。

邵公与何左王兄弟两则神话中都出现了出汗后病愈的情节,反映了先民对体温恢复正常与疫病治愈之间的因果关系的认知,涉及一种古老的疗法——发汗疗法。发汗疗法,也就是"解表法",是中医常用的排毒祛疾疗法之一,常用于发热、头疼、水肿、风湿等病症,汉代"医圣"张仲景在《伤寒论》曾提示:"病在表,可发汗。"发汗疗法的历史可以追溯至原始社会。在人类刚从动物界脱离出来时,汗液往往具有特殊而浓郁的气味,包含很多信息,是人类内部传递信息的重要手段。同时,大量的汗液使身体变得湿滑,也使先民容易从敌人或动物的捕捉下逃脱。世界各古老民族在长期的生活实践中,都发现发汗能加速人体的新陈代谢,激发人体的自愈能力，减轻疾病症状，因此不约而同地创造了各种发汗方式，比如芬兰浴、土耳其浴等，就是用洗澡的方式发汗。

民众对抗瘟神疫鬼的神话，内容往往差别很大，有些主角并不是人类，而是帮助人类的鬼怪等，譬如纪昀在《阅微草堂笔记》中就记载了一则义鬼战疫鬼的神话：

康熙时，东光县南乡有一个姓廖的人曾举行募捐，为那些无人认领的尸骨建造了一片义冢，南乡村民协助他完成了这件事。雍正初，东光县暴发大瘟疫，廖某梦到一百多人站在门外，其中一人上前致辞："疫鬼马上要来，我们恳求您焚烧十多面纸旗、一百多把银箔纸糊的木刀，我等愿同疫鬼一战，以报答贵村的恩惠。"廖某就按照嘱托焚烧了纸旗、木刀。几天之后，南乡民众在夜晚听到四周旷野里传来嘈杂的呼叫和

格斗的声音，直到清晨才停止。果然，这次全村
没有一人染上瘟疫。

好汉毁庙治瘟疫

　　上述克瘟神话具有一个共同点，即神话中
的民众对于瘟神疫鬼的存在都持肯定态度。但
在另外一些克瘟神话中，民众对于瘟神疫鬼的
存在则持否定态度。

　　比如南宋洪迈的《夷坚志》记录了一则陈
俞治巫师的神话：

　　临川人陈俞为人豪爽侠义。他参加科举考
试未中，从京城返乡途中，顺路去探望他大姐，
发现其家人感染了疫病，关门谢客等死，其他
人也不敢与他们来往。陈俞想要进去，姐姐阻
止他说："家门不幸，遭遇瘟疫，家人性命受到威
胁，这是无可奈何之事。你何必明知实情还要

冒风险呢?"陈俞不听,推门径直而入,见门内供奉神像,香火缭绕,一看就是巫师摆放的。陈俞对姐姐说:"空气污浊不流通,才导致疫病传染,怎么能再关门闭户,不让空气流通呢?"他立刻拿出随身携带的十枚苏合香丸,煮了一大锅汤药,自己先喝了一杯,然后请姐姐一家老小各自服用,再将剩下的汤药遍洒房屋内外。做完这些后,他将巫师的器具撤走,自己端坐屋中等待巫师的到来。巫师进门后,惊讶地看到门户大开,器具都撤走了,顿时非常生气。陈俞见状,掀胡子瞪眼,斥问巫师:"你是什么人? 竟敢来这里! 这家孩子年幼,满屋病人,你却用邪恶的巫术迷惑他们,使他们十多天都无法痊愈,你这样做有何用意? 是想偷东西吗?"他转身便让仆人将巫师五花大绑,巫师依然大声争辩,直到被扭送官府,才俯首认罪。陈俞把绳子解开,让他自陈其错。巫师请求私了此事,陈俞就鞭打了他三十下,将其巫术器具全部焚毁,并赶走了他。邻里见此情形十分恐慌,争着上前指责陈俞,他笑而不答。第二天,姐姐全家的病情有所好转,反对的人才服气了。

巫是古代负责沟通人、神的特殊职业者。古人认为神降临人世会附于巫身,因此巫也被认为具有某些神的能力。西周以前,巫的地位很高;战国以后,随着礼乐文化受到执政者的青睐,巫术文化退居其次,巫的地位也大大下降。但在民间,巫依然打着神的名号大行其道,因此陈俞鞭巫毁器的举动引起了左邻右舍的恐慌。陈俞不仅鞭巫,还采取了科学的治疗方法。他使用的苏合香是金缕梅科植物所分泌的树脂,《本草纲目》认为苏合香具有通窍的功能,可以"辟一切不正之气"。宋代沈括在《梦溪笔谈》

中记录了一则苏合香酒驱病的故事：太尉王文正体弱多病，宋真宗赐给他一瓶药酒，说空腹饮用可以和气血、辟外邪。王文正依言服下，第二天果然精神大好。真宗向文武百官介绍，此酒为苏合香酒，可以调和五脏，驱除腹中多种疾病，外感风寒时，饮用一杯即可痊愈。从此，官民纷纷仿制。

同样记录在洪迈的《夷坚志》中的张子智毁庙神话，在否定瘟神疫鬼信仰的道路上走得更远：

南宋庆元年间的春夏之交，常州府瘟疫横行，十家有九家染病。常州知府张子智医术高明，不仅开了药方，还把药物散发到各坊曲，病人可自行取用。但拿药的人很少，张子智向当地人询问原因，原来当地东岳行宫后的一座瘟神祠里有四个巫师主事，凡遇染病之人，这些巫师就让他们去祈祷,并告诫不许服药,所以民众不敢接受官府发的药。张知府心里不平。一日,他前往瘟神祠,正在祈祷的老弱病残见到知府来了,都围在旁边观看。张子智指着中间头戴冕帽的塑像问是什么神,巫师说是太岁灵君。张子智又指着两旁或举脚、或怒目、或叉开手指的塑像问是什么神,回答说是瘟神。张子智说:"神界与人间相同,应当有礼仪法度。但现在这里居中的太岁灵君戴帽端坐,而侍立旁边的神却这样失礼,礼仪何在?"当即下令拘拿巫师回府,并派遣二十名健壮的士卒去砸碎那些塑像,拆毁瘟神庙,把砖瓦和供器分送给其他寺刹,杖罚并赶走了巫师。从此,老百姓的传染病就越来越少,常州当地奉祀瘟神的习俗也有了变化。不久,张子智被召回京城,高升为吏部郎中。

　　与陈俞类似,张子智也是一位主张科学治

疫的代表，但他比陈俞更大胆。要知道，在神灵信仰氛围浓厚的古代，拘拿巫师，砸毁神像，拆毁神庙，这每一种行为不仅难以想象，更难为世俗所容。张子智不仅做了，还因此改变了常州当地的信仰习俗，产生了深远的社会影响。神话的结尾也相当有意思：张子智毁庙后，不仅没有被神灵降罪，反而高升到吏部。可见，科学治疫的方法无论在民间还是官方，最终都得到了认可。

袁枚在《新齐谐》中也记录了一段毁庙神话：

江苏溧阳一个名叫庄光裕的农民，有一晚梦见一个头上长角的怪物敲他家的门，进门后说："我是牛头大王，上天要我来此地享受供奉。你给我塑一座像供奉，一定会有福报。"庄光裕醒来后，将梦中所见告知同村之人。当时

八　捉鬼毁庙的克瘟好汉

村中正流行瘟疫，村民都说："我们宁愿相信这是真的。"于是大家集资，盖起三间草房作为牛头大王庙，在里面塑了一尊牛头人身的坐像供奉。庙建成以后，患疫病的人都痊愈了。村民向牛头大王求子也十分灵验，该庙的香火因此旺盛了好多年。有一次，村民周蛮子的儿子出水痘。周蛮子来到庙中，先献上供品，再进行占卜，占卜的结果是大吉。周蛮子十分高兴，向牛头大王许诺，如果儿子病好了，就请戏班演戏还愿。但没过几天，周蛮子的儿子病死了。他愤怒地说："我本来打算依靠儿子种地养活我，现在儿子死了，我没了依靠，还不如让我去死。"于是，他带着妻子到庙中，手持锄头和钉耙敲击牛头大王的头，还打碎神像的身体，最后毁掉了这座庙。全村人都很害怕，认为一定会大祸临头。然而，村子一直没有什么事情发生，那位牛头大王也不知到何处去了。

与前述的知识分子陈俞、张子智不同,周蛮子是一个目不识丁的农民,他对于瘟神疫鬼的存在持肯定态度,他捣毁牛头大王庙的原因并不是为科学治疫,而是表达对神灵不灵验的愤怒。应该说,在漫长的古代社会,与周蛮子持相同想法的普通民众占多数,这种对瘟神疫鬼的信仰出于实用价值的考量更具有代表性,所以即使在古代医学不断发展的背景下,在防治瘟疫实践取得重要进展的时期,创造瘟神疫鬼的神话与信仰的行为依然层出不穷。科学治疫之路,并不那么平坦。

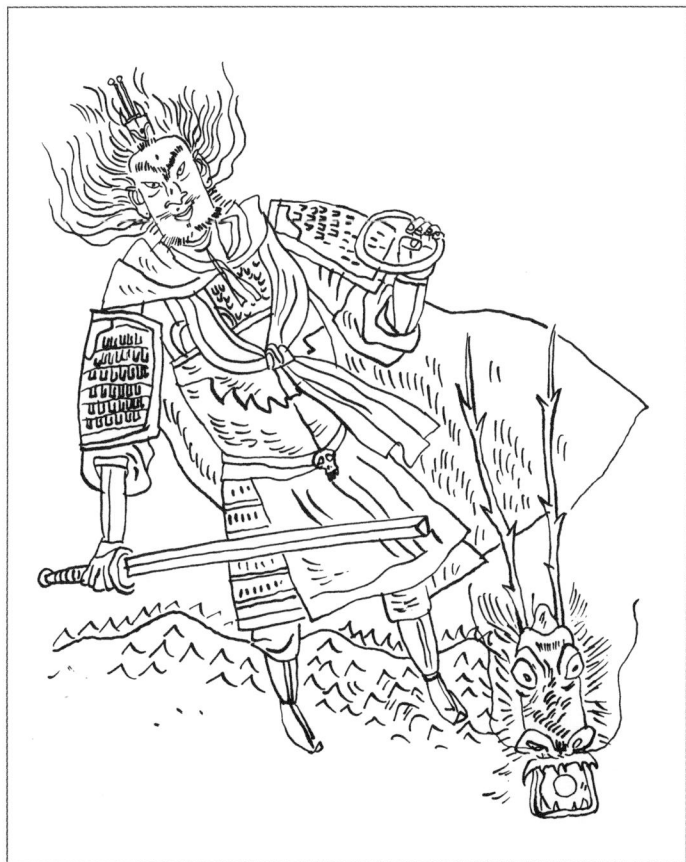

受永乐宫影响,最喜欢画神和盔甲,于是为温元帅造像。

——施晓颉

由水源污染引发的瘟疫一定给先民留下了深刻的印象，他们因此创造了以身试毒的抗疫英雄神话。

九　以身试毒的治疫英雄

科学治疫的内涵很丰富，除了对症治疫之外，更要预防瘟疫的发生。瘟疫的传染和流行涉及传染源、传播途径和易感人群三个环节，只要控制住其中一个环节，就能有效预防传染病的发生。在瘟疫的预防方面，古人进行过许多有效的探索。从《内经》开始，就有"避其毒气"的观念，以隔离阻断病毒的传播。此后历朝历代都有相应的隔离措施，比如在汉代的军队中，如果发生传染病，就设临时医院"庵庐"以隔离、救治患者；又如《晋书·王彪之传》记录，永和末年常常暴发瘟疫，因此朝廷执行了如下隔离措施——朝臣家里如果有三人感染，即使朝臣自己没有症状，百日之内也不许入宫；还如清代设有"查痘章京"一职，专门搜检京城的天花患者，一旦发现，立即将其迁出几十里以外。

上述这些都是阻断传染病传播途径的措施。此外，古人在阻断传染源方面也有一些认知和实践。宋人已经认识到公共用水与瘟疫的关系，特别重视城市饮水的卫生问题。比如在杭州，城里的居民的饮用水是通过地下管道进入城内六井的西湖水。西湖水如果受到污染，城内居民的健康就会遭受威胁，因此南宋朝廷不断颁布法令，防止污染湖水。《咸淳临安志》载：乾道五年（公元1169年），浙西安抚周淙上奏，要求下令保持西湖水的安全，所奏内容包括禁止抛弃粪土，禁止栽种菱芡，禁止洗衣洗马等。《淳熙三山志》载：咸淳年间，宦官刘公正在西湖边的李相国祠前大建房屋，并在屋前的水池里洗马、倒垃圾，而这水池正与西湖相通。咸淳六年（公元1270年），殿中侍御史鲍度上书弹劾他。因为担忧西湖水污染后引发瘟疫，刘公正的行为立即被朝廷制止了。

许多瘟疫神话都涉及水源污染的问题，还塑造了众多以身试毒，阻止民众饮用污染水源的治疫英雄。

温元帅舍身试毒

《夷坚志》记录了一则土地神治疫的神话：

南宋庆元元年（公元1195年）正月，平江（今江苏苏州）周翁得了疟疾，屡治不愈。他曾听人说患疟疾是因为有鬼作祟,可以到其他地方去避疟。于是,他在黄昏时潜入城隍庙,躲在神座下,没有被庙祝发现。将近夜半,周翁看见庙中灯火通明,卫兵侍立,城隍神端坐在帷幕后,身穿黄衣的士卒从外边领了七八个身穿华服的人进来,他们都在殿中拱手而立。城隍神跟他们说:"我受命来此地传播瘟疫,你们作为各坊的土地神,千万不要延误此事。"众土地神都俯首听命,唯有一神上前说道:"我是孝义坊土地神,本坊居民各家都很善良,没有犯过什么错误,用疫病为难他们并不合理。"城隍神怒道:"这是上天的旨意,你一个小小的土地,只要接旨行令就可以了。"孝义坊土地神据理力争,说:"既然无法让所有人免祸,是否可以只让小孩子得病呢?"城隍神沉思良久,回答道:"这样也行。"于是,各坊土地神领命退去。周翁第二天回到家中，就将庙中所见所闻告知他人，但没人相信，都以为他是瞎说。到了二月，平江城中暴发瘟疫，而孝义坊只有儿童患病，众人这才知道周翁所言不虚。等到患病的儿童都痊愈了，坊间民众就开始凑钱建庙，以报答孝义坊土地神的恩德。

当然，神灵治疫神话仅仅是治疫神话中的一小部分，更多治疫神话的主角是普通人，他们舍身治疫后被奉为瘟神，其中最著名的要数温元帅。

温元帅，又称"温忠靖王"，姓温名琼，相传为唐时人，是东岳大帝部属中最出名的一位，也是真武大帝座下三十六天将之一，还是道教四大护法元帅之一。关于道教四大护法元帅的构成有不同的看法，一种认为是马灵耀、赵公明、温琼、周广泽，另一种认为是岳飞、赵公明、温琼、康席，无论哪一种，都有温琼，说明温元帅信仰影响之广泛。温元帅是起于浙江温州的地方性神灵，早在宋代，温州、杭州等地就形成了祭祀温元帅的习俗。元代《三教源流搜神大全》载"孚佑温元帅"，明代大儒宋濂为温州的忠靖王庙写过一篇碑记。温元帅的事迹大致如下：

温元帅出世前，他年迈的父母日夜向后土娘娘祈祷。有一天夜里，其母张氏突然梦到一位手擎明珠的巨神。他声称自己是玉帝的部将六甲神，想托张氏之腹下界为人，说完就将明珠掷向张氏怀中。不久，张氏怀孕了，并于五月初五生下温琼。温琼聪颖好学，但屡试不第，二十六岁落第后长叹道："我活着的时候不能为帝王服务，造福民众，死后要做泰山神，扫除天下恶鬼。"言毕，他看到一条苍龙吐出宝珠，就将宝珠捡起吞下，瞬间变为青面赤发，手持法器的一员猛将，被东岳大帝召为部下，位列东岳十太保之一，因此又称"温太保"。此后，温元帅便左手持玉帝所赐的玉环，右手执铁锏，巡查五岳，驱邪伐妖。

在早期温元帅神话中，他只是一位驱除恶鬼的神，瘟鬼也是恶鬼之一，因此温元帅也负责驱除瘟鬼，这是温元帅后来成为驱瘟抗疫之神的逻辑基础。有神话认为温元帅并不姓温，其名号应该写作"瘟元帅"，是掌管瘟疫之神。在《北游记》中，"瘟元帅"姓雷名琼，成神前是一位擅长做豆腐的普通人：

某日，下界某地斑竹村灶君奏报玉帝，说该村三百户村民都作恶多端，俱不行善。玉帝大怒，派瘟神仲士贵（也就是前文提到的钟仕贵）前往斑竹村行疫，要灭村。仲士贵到斑竹村后，找到了村中土地神，将瘟药交给他，让他第二日把药放到井里。土地神说："村中有一卖豆腐为生的人，名雷琼，为人心善，常做好事，不能害他。"仲士贵答曰："善良的人应该救，恶人不能饶恕。"土地神接了药，来到井边，正逢雷琼来打水做豆腐，于是对雷琼说："你多担些水回去，明天巳时，井水中会放药，吃了就会死人。"雷琼回头一看，不见人影。他想："如果明日井水中真的放药，我怎么能装作不知，仅保存自己的性命呢？倘若能救得一村人的性命，也是我的功德。"第二天清晨，雷琼去井边守候，果然看到一位老人手持一包药而来，正想投入井中。雷琼向前一步抢下药，并一口吞下，顷刻中毒而死，身体也被毒得青黑。土地神大惊，立即带着此人的魂魄上天，面见玉帝。玉帝感佩雷琼舍己为人的精神，将其封为威灵瘟元帅。雷琼请求玉帝赦免斑竹村村民，玉帝也同意了。雷琼托梦给村民,告知事件始末,村民们纷纷悔悟,改恶从善。

随着雷琼神话的传播,温元帅也被称作"瘟元帅",这是强调他的神职。应该说,宋代的温元帅信仰中含有驱瘟辟邪的内容。大约在元明之际,温元帅正式转型为瘟元帅,出现了温元帅抗疫的叙事。温元帅抗疫的神话至今在温州民间口耳相传,但叙事内容有了新变化:

唐代平阳县(今属温州)的温琼是一位忠厚善良,常常帮助穷人的秀才。他时运不济,次次考试落第,但依然苦读不辍。一次,温秀才在温州城外的一座寺庙中彻夜苦读,无意中听到两个疫鬼商量在井中放毒。温琼追出去,却没有见到疫鬼的踪影。为了救人,温秀才一直守在井边,阻止民众使用井水。但大家不相信,为了防止民众误饮井水,温秀才纵身跃入井中,被毒死了。后来,民众捞起温秀才,发现尸体全身发蓝,果然是中毒的症状。为了纪念这位舍生成仁的温秀才,民众为他塑像并祭祀。

很明显,温琼神话与雷琼神话在流传过程中发生了合流,形成了秀才温琼饮毒水救瘟的神话。至今,江南不少地方祠庙中,温元帅神像的面部与手脚也依然为青蓝色,象征他舍身抗疫的壮举。

五秀才救人殒命

有意思的是,抗疫神话中不止一次出现阻止民众饮用被污染的井水的情节。近代的《竹间续话》记录了一则在福建地区广为流传的五帝神话:

相传,五帝生前都是当地秀才。一次,五人正好一起目睹了群鬼在井中下药的过程,他们还听到疫鬼说:"这些药大概能毒死半城的人了吧?"秀才们大声呵斥疫鬼,疫鬼很快逃跑了。五位秀才商量说应该守着这口井,不让人打水。但来打水的人认为他们是在胡说八道,秀才们无法证明,一位姓张的秀才说:"我们应该舍己救人。"于是他们一起喝下井水中毒而死。

　　五帝是在闽江流域得到广泛崇信的瘟神,又称五灵公、五圣、五通、五福大帝、五方瘟神、五瘟神、五瘟王爷等。每年农历五月到八月,瘟疫流行时期,闽江流域的民众常常到五帝庙举行"请相出海"仪式,意思是请五帝及其部将出巡,搜捕散播瘟疫的瘟鬼,再将瘟鬼押送上船,将它们远远送走。类似五帝饮用毒水抗疫的神话在福建地区还不少。比如清代《竹叶亭杂记》中记录的拿公也是一位抗疫英雄。相传,拿公为唐代末年的读书人,家住福建拿口村,名卜偃。一日早晨，卜偃起床后恍惚间看到两只小鬼把蛇蝎投入井中。为救乡民，卜偃自饮井水而亡，以后成神，被称为拿公。

不仅福建地区，上海、太仓等地信仰的杨老爷也是一位以身试毒的抗疫英雄。1926年5月30日的《申报》上曾刊载了一篇杨老爷抗疫的神话：

杨老爷是明代嘉靖时人，曾是当地名医，居住在嘉定西门外九里外冈镇。相传，杨老爷住处附近有一口井，是大家一起使用的公井。一日，杨老爷觉察井中有毒，就劝告民众不要饮用井水。但民众并不相信，依然取用井水。杨老爷不得已，只好半夜跳入井中，以身试毒。第二天，杨老爷的尸体被打捞起来，全身发黑，民众才相信了杨老爷说的井水有毒之事。外冈镇的民众感念杨老爷的恩义，为他修墓立祠。

　　抗疫神话中饮用或投身毒水的情节如此频繁地出现，值得注意。实际上，由受污染的水源引发的瘟疫曾给古人留下了深刻印象。比如在汉代，由受污染的水源引发的瘟疫，曾几乎动摇汉武帝的统治基础。元狩四年（公元前119年），汉朝出动了十多万骑兵，与匈奴展开了汉代历史上规模最大的骑兵战。在汉军的强大打击之下，匈奴被迫向漠北退却。在撤退时，匈奴单于下令将染病的牲畜置于水中，还让巫师对这些牲畜进行了一番诅咒，由此污染了汉军的饮用水。这个小小的计谋，引发了极其严重的后果。汉军大批人马生病，根据记载，在参战的十多万匹军马中只有不到三万匹最终回到了长安，而汉军主帅之一的骠骑将军霍去病回朝后不久就病逝了，年仅二十四岁。此外，远征匈奴的汉军返回后，中原很快暴发了大规模的瘟疫。

当时的人认为匈奴巫师的诅咒是导致此次大瘟疫的元凶，这种认识为后来的"巫蛊之祸"埋下祸根。虽然"巫蛊之祸"仅是一场宫廷动乱，却引起了长安城几万人的混战，并导致皇后卫子夫和太子刘据的相继自杀，造成了社会动荡。

与水源相关的舍身抗疫神话的反复出现，反映了先民已经对作为瘟疫传染源之一的受污染水源有了清晰而深刻的认知。这些神话集中出现在温州、福建、上海等长江以南的潮湿之地也不是偶然现象，潮湿的环境是很多病毒的温床，而井水又往往与地表水相通，容易受到生活污水的污染。李时珍在《本草纲目》中就提醒读者：来自地下水的井水最好，来自江湖水的井水略逊，而那些与城市沟渠相近，有污水流入的井水必须煮沸，且用碱澄清以后才能使用。清代名医王孟英在《霍乱论》中也说：为了预防霍乱,必须勤留意,常疏浚河道,不要让它积污;要广凿井泉,不要让民众喝脏水。

对瘟疫污染源的认知,仅仅是中华民族在与瘟疫斗争的过程中所积累的知识与经验的一小部分。更多知识和经验,还有待梳理与认知。

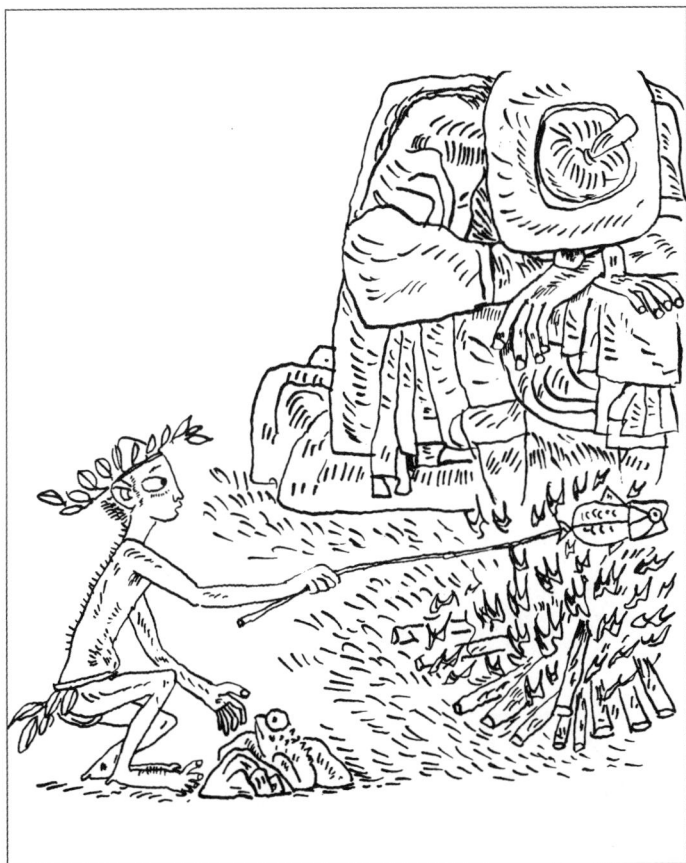

最喜欢山鬼这个故事，小家伙趁人睡觉，偷着借火烤鱼。

——施晓颉

防瘟避疫神话集中展示了古人积累的科学抗疫经验，是古代除瘟指导手册，至今仍具有重要价值。

十　防瘟避疫的中华经验

中华瘟疫神话中有一类特别的防瘟避疫神话，它集中展示了古人世代积累的科学除瘟的智慧与经验，可以称为古代除瘟指导手册。这些神话不是单纯的叙事，其中传达的信息具有预防传染病的实用功能，因而进入民众生活，成为传统习俗，尤其是传统节俗的重要组成部分。

春节防瘟驱山臊

屠苏酒神话与山臊神话是与春节相关的防瘟避疫神话。

在描写春节的古诗中最出名的恐怕要数王安石的《元日》:"爆竹声中一岁除,春风送暖入屠苏。千门万户曈曈日,总把新桃换旧符。"诗中的"入屠苏"即饮屠苏酒。屠苏,亦称屠酥、酴酥,屠苏酒是用中药浸泡而成的药酒,古人认为在春节期间饮用屠苏酒有预防瘟疫的功效,这种习俗至晚在南朝已经产生。《荆楚岁时记》载:大年初一早晨,一家男女老幼穿戴整齐,按照辈分依次拜年祝贺后要共饮屠苏酒。

相传,屠苏酒是由中华民族的人文始祖——黄帝发明的,所以又被称为"轩辕黄帝神方"。除了黄帝发明屠苏酒的神话之外,民间还流传着其他屠苏酒创制神话。南北朝时期的中医方书《小品方》说：让人不生瘟疫的屠苏酒配方是东汉著名医学家华佗创制的，大年初一饮用它，能够避瘟疫及一切不正之气。而明代的《通雅》则说是唐代医药学家孙思邈调制了屠苏酒方。相传，孙思邈曾在常州城中居住，他看到

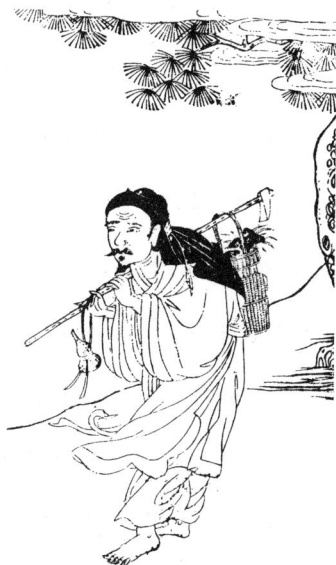

图24　孙思邈采药（明《三才图会》）

冬末春初时民众常身染瘟疫，就潜心研读医书，拟出一个药酒配方。常州的病患服了孙思邈的药酒后，身体很快康复。后来孙思邈公开了药酒配方，并告诉大家每年除夕时饮用此药酒可预防瘟疫。

神话不是历史，屠苏酒究竟是谁发明的并不重要，在黄帝、华佗、孙思邈分别作为屠苏酒发明人的神话中，我们看到的是古人以药酒防治瘟疫的知识传承过程：原始社会晚期，先民在与植物打交道的过程中发现了某些植物对于防治瘟疫有着特殊的效果，由此产生了黄帝发明屠苏酒的神话；汉末三国时期，社会的动荡加剧了瘟疫的传播，在治疗过程中，从原始社会传承下来的瘟疫治疗方法不断得到补充与改进，形成了较为固定的瘟病药方，由此产生了华佗发明屠苏酒配方的神话；到隋唐时期,随着治疗经验的累积,医者发现温热的酒可以加速药效的发挥,屠苏酒的治疗效果越来越好,药王孙思邈配制屠苏酒挽救病人的神话因此产生。

屠苏酒神话还传承了防止瘟疫的人际传播的经验与观念。东晋的《肘后备急方》云:全家一起饮用屠苏酒时,要从幼至长依次饮用。"一人饮,一家无疫;一家饮,一里无疫"。明代的《本草纲目》记录屠苏酒的饮用方式说:制作屠苏酒的药材配好后,装在三角形的红色袋子中,于除夕夜悬挂在井底,初一取出放于酒中,将药酒煮沸几次,去掉药渣后,全家人从幼到长依次饮用。喝完之后的药渣仍然放入井中。这里有几个细节很有意思:第一,全家一起饮用屠苏酒是为了防止瘟疫的人际传播,即使一家中只有一人饮用,一里的百姓中只有一家饮用,也可以阻断瘟疫的人际传播；第二，饮用水是瘟疫传播的重要载体，而将炮制药酒的药材和药渣浸入井水，其目的就在于净化饮用水，防止疫病的传播；第三，从幼至长饮用屠苏酒的顺序与一般的长者为尊不同，既照顾了儿童体弱的特质，又体现了爱护幼小的传统道德观念。

春节饮屠苏酒防瘟的神话与习俗传承了以药物预防瘟疫的经验，它在中国古代得到了广泛认同，苏东坡有"但把穷愁博长健，不辞最后饮屠苏"（《除夜野宿常州城外》）之句，赞赏了屠苏酒的保健功效，并针对长者后饮的风俗评论：我只要健康，不怕年老。

传统春节节俗中的燃放鞭炮也具有驱瘟避疫的功能，此习俗与山臊神话密切相关。

山臊是一种生活于山间的瘟鬼，又称为山鬼。它相貌类人，但只有一尺多高。《神异经·西荒经》说：山臊喜欢光着身子捕捉虾蟹。它不怕人，如果在野外看到行人点燃篝火休息，就会靠近，利用人类的篝火炙烤捕来的虾蟹，并伺机盗取食盐，用来佐食虾蟹。如果接触了山臊，就会"令人寒热"。曾有人尝试着将竹子扔到火中，发现竹筒爆裂发出的声音可以吓跑山臊。

所谓的"令人寒热"就是畏寒发热，是很多传染性疾病共同的外在症状。山臊神话常常被引用来解释传统春节放鞭炮习俗的产生。早在先秦时期，从宫廷到民间都有燃烧竹筒驱除山臊的习俗。《诗经》中有《庭燎》一首，描述了周代王室新年在庭院中燃烧竹子的情形。《荆楚岁时记》说：正月初一，民众起床的第一件事就是在房前燃烧竹筒，以驱赶"山臊恶鬼"。

其实，作为一则重要的避疫神话，山臊神话

反映了民众对于瘟疫暴发的时间和高温杀灭病毒的认知。首先，民众在春节前后燃烧爆竹，驱赶传播寒热疫病的山臊恶鬼，说明冬季是感冒发烧的传染性疾病的多发期；其次，以燃烧竹子的方法吓走山臊恶鬼的情节看起来荒诞不经，但可能反映了先民对高温杀灭病毒的粗浅认知。

端午灭害除病毒

雄黄神话、菖蒲神话与艾草神话是与端午节相关的驱虫防疫神话。

雄黄是一种具有药用价值的矿物，具有杀菌防瘟的效果。雄黄很早就被认为是蛇类的克星，东晋葛洪在《抱朴子》中记录：从前，圆丘栖息着很多又大又毒的蛇，同时也生长着诸多珍贵的药材。黄帝想上圆丘，仙人广成子教他在身上佩戴雄黄,毒蛇因此都被驱走了。宋代《云笈七签》中的《轩辕本纪》也载:黄帝时期有巨蛇到处害人,黄帝用雄黄把它们赶走了。关于雄黄克蛇,最为我们熟悉的神话可能是白蛇传:许仙在法海的挑唆下,于端午节当天劝白素贞饮下雄黄酒,白素贞因此现出了原形。

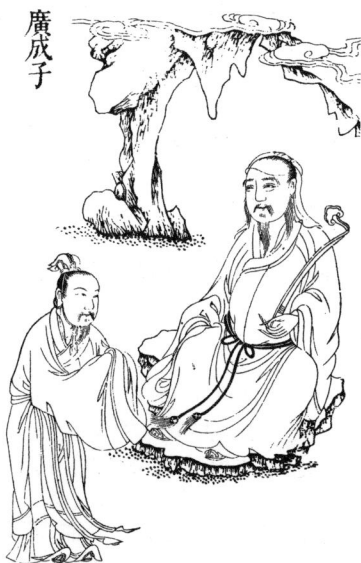

图25 黄帝造访广成子(明《三才图会》)

菖蒲是一种具有药用价值的植物。《典术》说：尧帝当政时，上天降下的精气在庭中化为蓷类植物，感百阴之气而长为菖蒲，因此菖蒲又被称为"尧蓷"。《春秋运斗枢》又载：玉衡星散落于大地化为菖蒲。从神话内容来看，大约在原始社会后期，先民对菖蒲的药用价值已经有了一定认知，因此将它神化为上天降下的精气或吉星。因为有这么显赫的出身，先民对菖蒲相当重视，形成了菖蒲崇拜。清代《古谣谚》引《后魏典略》说：魏孝文帝南巡的时候，在新野的潭水边两次遇到菖蒲花，他认为这是大吉之兆，于是下令修建了一座两菖蒲寺来纪念。

艾草也是一种很早就被先民认知的药用植物。早在先秦，艾草就被用于灸术，被看作能驱邪治病、杀菌消毒、延年益寿的神草。在江苏如皋，流传着一则汉代方士费长房用艾草治疗疫病的神话。相传，费长房有一次站在海边眺望远方，发现滨海的风水宝地如皋有病魔作祟，于是便下令徒儿带上驱邪神草——艾草前往，治好了当地民众的疫病。此后，如皋民众便形成了在端午节前后供奉新鲜艾草的习俗。

上述防疫神话在端午节俗中得到了传承。宋代《岁时广记》说：端午节的时候，宋代民众佩戴剑状或葫芦形的菖蒲叶，认为它可以辟邪。明代《山堂肆考》云：当时的百姓喜欢在端午节时佩戴艾虎。艾虎的制作方式大约有两种，或将艾草编为虎状，或用彩帛剪出老虎的形状，在上面粘贴上艾叶。明代《五杂俎》也记录说，时人于端午当天饮用雄黄酒，并用雄黄酒喷洒墙壁、床帐，还将雄黄酒涂抹在婴儿的耳鼻，说这样可以避蛇虫等毒。

以雄黄、菖蒲、艾草防疫的神话与习俗在端午节的集中出现，与端午节的节日性质密切相关。可以说，端午节是古代的卫生防疫节，它的起源与防治夏季疫病有关。《后汉书·礼仪志》说：端午与二十四节气的夏至日接近，即将到一年中最热的时间。随着温度升高，天地间阴气胜过了阳气，人与作物的生长都可能受到影响。这里所说的阴气具体指向包括蛇虫蚁鼠在内的各类传播病毒的动物，温暖的天气使动物的活动愈加频繁，向人类传播疫病的可能性也大增，为此，古人掀起了一场旨在灭害防疫的全民卫生运动。

端午节驱虫防疫神话中传承的是以杀灭病毒源头的方法来预防瘟疫的经验。为了强调从源头上遏制病毒传播的重要性，先民创造了端午驱虫防疫神话，并以仪式与神话的方式将各种方法传承下来,比如插戴、悬挂菖蒲和艾草,以雄黄酒兑水洒喷庭院及内室,以驱赶毒虫蚁鼠等。

重阳登高躲灾疫

重阳节登高避瘟神话传承了主动隔离以躲避瘟疫的经验。

南朝《续齐谐记》记录了这样一则神话:汉代的汝南人桓景拜道士费长房为师,长年游学在外。有一次,费长房告诉桓景:九月初九,你家人将遭遇瘟疫,你赶紧回家,让他们都制作红色香囊,在里面放入茱萸,绑在手臂上。全家人还要一起去登高,在山上饮菊花酒,才能躲过这次灾祸。桓景按照费长房的吩咐,带领全家一起登山,直到傍晚才返回,而家里的鸡狗牛羊都暴病而亡。

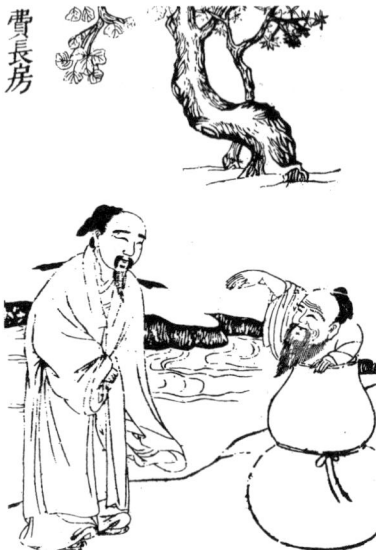

图26　费长房学仙（明《三才图会》）

桓景登高避疫的神话有其诞生的客观背景。东汉末年，一场突如其来的瘟疫曾横扫中原地区。这场瘟疫在当年被称为"伤寒"，从文献记录来看，此次伤寒起病突然，牛羊马等家畜是病毒的主要宿主，这大约就是桓景登高避疫神话中家禽家畜暴毙情节的由来。此疫传染性极强,死亡率极高,名医张仲景的家族都因此丧失了三分之二的人口,更不用说普通民众了。曹操的《蒿里行》描述的正是伤寒肆虐、又遭逢战乱后的情景:"铠甲生虮虱,万姓以死亡。白骨露于野,千里无鸡鸣。生民百遗一,念之断人肠。"汉末的这场伤寒并不是偶发的,实际上伤寒正是一种秋季常见传染病,中医俗称"秋瘟"。伤寒由伤寒杆菌引发,可以通过饮食、日常用具等物传播。而农历九月时逢秋收之季,民众或归仓,或酿酒,或祭祖,人与人之间有着频繁的接触,容易导致伤寒的大范围流行。

如何控制秋瘟呢?显然早期医学并无有效对策,但古人在长期与秋瘟遭遇的过程中发现:主动远离病毒宿主,可以有效阻止病毒的传播。这种经验后来就以登高避疫的神话与习俗传承下来。东晋的《西京杂记》引汉代文献说:

"每三月上巳、九月重阳，士女游戏，就此祓禊登高"，这里将三月上巳的祓禊与九月重阳的登高相提并论，指出登高也有消除不祥之意。在古人朴素的辩证思想中，祛邪免祸就能转危急为吉祥，因此九月初九后来就被认为是一个吉祥的日子，比如魏文帝曹丕在《九日与钟繇书》中就说：九是阳数，月与日都逢九的九月初九是个吉祥的日子，对健康有益，所以民众在这一日登高饮酒。重阳登高作为一种全民习俗一直延续到清代，《燕京岁时记》载：清朝时，北京城的百姓特别重视九月初九，每逢此日，人人都带着酒壶出城登高，从南边的天宁寺、陶然亭、龙爪槐，到北边的蓟门烟树、清净化城，远达西山八刹，到处都是登高饮酒的人。

中华防瘟避疫神话是古人传统智慧在除瘟方面的集中展示。回顾上述神话，我们还发现古人的另一重精心安排：春节、端午节与重阳节分别在农历的元月、五月与九月，将一年均分为三段。在每一段初始时，古人采用相应的方法——或饮药预防，或杀灭病毒源头，或登高躲避病毒宿主，阻止了瘟疫持续性、大范围的传播。这些充满智慧的安排即使在科技发达的今天都令人拍案叫绝。

参 考 文 献

1. 《诗经》,阮元刻十三经注疏本。

2. 《周礼》,阮元刻十三经注疏本。

3. 《礼记》,阮元刻十三经注疏本。

4. 杨伯峻注:《春秋左传注》,中华书局,2017年。

5. 杨伯峻译注:《论语译注》,中华书局,2009年。

6. 黎翔凤撰,梁运华整理:《管子校注》,中华书局,2004年。

7. 《庄子》,天地出版社,2017年。

8.《韩非子》,上海古籍出版社,1996年。

9.《竹书纪年》,中华书局,1985年。

10.《穆天子传》,上海古籍出版社,1990年。

11.《逸周书》,辽宁教育出版社,1997年。

12.《黄帝内经》,云南人民出版社,2011年。

13.(汉)刘安等编:《淮南子》,岳麓书社,2015年。

14.(汉)东方朔:《神异经》,上海古籍出版社, 1990年。

15.(汉)司马迁撰,(南朝宋)裴骃集解,(唐)司马贞索隐,(唐)张守节正义:《史记》,中华书局,1982年。

16.(汉)焦延寿:《易林》,凤凰出版社,2017年。

17.(汉)王充撰,黄晖整理:《论衡校释》,中华书局,1990年。

18.(汉)班固撰,(清)钱熙祚校:《汉武帝内传》,中华书局,1985年。

19. （汉）班固撰，（唐）颜师古注：《汉书》，中华书局，1962年。

20. （汉）许慎：《说文解字》，中国书店出版社，2017年。

21. （汉）蔡邕：《独断》，中华书局，1985年。

22. 《汉武故事》，载《古今逸史精编》，重庆出版社，2000年。

23. （汉）华佗撰，农汉才点校：《中藏经》，学苑出版社，2007年。

24. （汉）张仲景撰，（清）高学山注：《高注金匮要略》，中医古籍出版社，2014年。

25. （汉）张仲景：《白云阁本伤寒杂病论》，中国中医药出版社，2019年。

26. （三国魏）曹植著，赵幼文校注：《曹植集校注》，中华书局，2016年。

27. （三国魏）吴普等述，（清）孙星衍、孙冯翼撰:《神农本草经》,广西科学技术出版社,2016年。

28.（晋）葛洪:《抱朴子》,上海古籍出版社,1990年。

29.（晋）葛洪:《西京杂记》,江苏广陵古籍刻印社,1995年。

30.（晋）葛洪:《肘后备急方》,广东科技出版社,2012年。

31.（晋）郭璞注,（明）蒋应镐绘:《山海经》,中国书店出版社,2019年。

32.（晋）郭璞著,王招名、王暄译注:《山海经图赞译注》,岳麓书社,2016年。

33.（晋）干宝:《搜神记》,中国书店出版社,2018年。

34.（南朝宋）范晔撰,（唐）李贤等注:《后汉书》,中华书局,1965年。

35. （南朝宋）刘义庆撰，郑晚晴辑注：《幽明录》，文化艺术出版社，1988年。

36. （南朝）陈延之撰，高文铸辑校：《小品方》，中国中医药出版社，1995年。

37. （南朝）陶弘景：《真诰》，中华书局，2011年。

38. （南朝梁）任昉：《述异记》，中华书局，1985年。

39. （南朝梁）吴均：《续齐谐记》，中华书局，1985年。

40. （南朝梁）宗懔：《荆楚岁时记》，中华书局，1991年。

41. （北魏）贾思勰：《齐民要术》，蓝天出版社，1999年。

42. （唐）房玄龄等撰：《晋书》，中华书局，1974年。

43. （唐）孙思邈：《千金方》，三秦出版社，2015年。

44. （唐）李延寿撰：《南史》，中华书局，1975年。

45. （后晋）刘昫等撰：《旧唐书》，中华书局，

1975年。

46. (宋) 李昉:《太平广记》,中华书局,1961年。

47. (宋) 李昉:《太平御览》,上海古籍出版社,

2008年。

48. (宋) 张君房编:《云笈七签》,中央编译出

版社,2017年。

49. (宋) 欧阳修、宋祁撰:《新唐书》,中华书

局,1975年。

50. (宋) 苏颂:《本草图经》,安徽科技出版社,

1994年。

51. (宋) 沈括:《梦溪笔谈》,中国书店出版社,

2019年。

52. (宋) 洪迈:《夷坚志》,中华书局,1985年。

53. (宋) 马令撰,(宋) 陆游撰:《南唐书(两种)》,

南京出版社,2010年。

54. (宋) 梁克家纂:《三山志》,海风出版社,

2000年。

55.（宋）罗泌：《路史》，中华书局，1985年。

56.（宋）潜说友纂：《咸淳临安志》，浙江古籍出版社，2012年。

57.《禽经》，收入《宋元谱录丛编》，上海书店出版社，2017年。

58.（宋）陈元靓撰，许逸民点校：《岁时广记》，中华书局，2020年。

59.（元）秦子晋：《新编连相搜神广记》，影印本，学生书局，1989年。

60.（元）谢应芳：《疗鬼辨》，载李修生主编《全元文》，凤凰出版社，1998年。

61.（元）陈芬：《芸窗私志》，载（明）陶宗仪等编《说郛三种》，上海古籍出版社，2012年。

62.（明）李时珍：《本草纲目》，崇文书局，2017年。

63.（明）谢肇淛：《五杂俎》，中华书局，1959年。

64. （明）王世贞辑：《列仙全传》，伟文图书出版社有限公司，1977年。

65. （明）王圻、王思义编：《三才图会》，上海古籍出版社，2014年。

66. （明）余象斗编：《北游记》，天一出版社，1985年。

67. （明）彭大翼：《山堂肆考》，载《四库全书子部精要（下）》，天津古籍出版社，1998年。

68. （明）许仲琳：《封神演义》，岳麓书社，2018年。

69. （明）方以智：《通雅》，中国书店出版社，1990年。

70. （明）《三教源流搜神大全》，中华书局，2019年。

71. （清）陈恭尹：《独漉堂集》，中山大学出版社，1988年。

72. （清）蒋廷锡等编纂：《禽虫典》，上海文艺出版社，1998年。

73.（清）汪绂：《山海经存》，中华书局，2015年。

74.（清）汪绂：《医林纂要探源》，中国中医药出版社，2015年。

75.（清）袁枚：《子不语》，浙江古籍出版社，1985年。

76.（清）袁枚：《新齐谐》，齐鲁书社，1986年。

77.（清）纪昀：《阅微草堂笔记》，海峡文艺出版社，2019年。

78.（清）郝懿行撰，沈海波校点：《山海经笺疏》，上海古籍出版社，2019年。

79.（清）钱泳：《履园丛话》，中国书店出版社，1991年。

80.（清）姚元之：《竹叶亭杂记》，上海古籍出版社，1996年。

81.（清）王孟英：《随息居重订霍乱论》，中国中医药出版社，2008年。

82. （清）杜文澜辑:《古谣谚》,岳麓书社,1992年。

83. （清）黄奭辑:《春秋运斗枢》,上海古籍出版社,1993年。

84. （清）富察敦崇:《燕京岁时记》,北京古籍出版社,1981年。

85. 陆士谔辑:《叶天士手集秘方》,中国中医药出版社,2012年。

86. 郭则沄著,栾保群点校:《洞灵小志 续志 补志》,东方出版社,2010年。

87. 董作宾:《小屯殷墟文字乙编》,载《董作宾先生全集》,艺文印书馆,1977年。

88. 郭白阳:《竹间续话》,海风出版社,2001年。

89. 费振刚等辑校:《全汉赋》,北京大学出版社,1993年。

90. 马昌仪:《古本山海经图说》,广西师范大学出版社,2019年。

91. 胡崇峻:《黑暗传——汉民族首部神话史诗》,长江文艺出版社,2002年。

92. 叶贵良:《敦煌本〈太上洞渊神咒经〉辑校》,中国社会科学出版社,2013年。

93. 陈瑞赞编著:《东瓯逸事汇录》,上海社会科学院出版社,2006年。

94. 《中国历代帝王名臣像真迹》,河北美术出版社,1996年。

95. [古希腊]荷马:《荷马史诗》,天津教育出版社,2008年。

后　记

本书写作缘起要追溯到一年以前。2019年，我在日本长崎大学访学。2020年元旦过后不久，国内疫情日益严重。我每日都伴随着铺天盖地的疫情新闻入睡，醒来又迫不及待地打开手机查看。虽然彼时尚未有确诊病例的日本看起来像一处可以躲避疫情的世外桃源，但我却连一丝庆幸的感觉也没有，反而为不能与师友亲朋共渡难关而内疚不已。当时的每一日，对我而言都是前所未有的煎熬。进入二月，我决定要做些什么。我的专业是民俗学，神话传说与民间信仰一直是我最关心，也着力最多的两个领域，当想为疫情中的同胞做一点什么的念头出现后，许许多多与瘟疫有关的神话就争先恐后地涌入我的脑海。神话中那些先民与瘟疫不屈不挠的斗争，那些为寻找抗瘟救疫方法而献出生命的英雄，都感动着我，并促使我将中华先民与瘟疫斗争的故事整理出来。

我把这个想法向上海市社会科学界联合会专职副主席任小文先生做了汇报。任小文先生领导和组织了中华创世神话研究工程，是一位有很高文化素养和很强文化责任感的领导，他了解我的想法后立即鼓励我将它们变成文字，并联系了《文汇报》的负责人，将"文汇学人"作为刊发阵地。从2020年2月12日至3月18

日,我先后在《文汇报》发表了《青耕御疫、跂踵降灾,西王母是"瘟神"——中华抗疫神话系列解读1》《颛顼三子·黄帝逐疫·瘟鬼献方——中华抗疫神话系列解读2》《从求神拜佛到科学抗疫:瘟神赵公明神话解读——中华抗疫神话解读系列3》《从青耕御疫、黄帝逐疫到赵公明变财神——解读中华早期抗疫神话中的"道"与"术"》《神农尝百草、邵公驱疟鬼、张子智毁庙——中华抗疫神话解读4》《春节饮药酒、端午节驱虫、重阳节登高——中华抗疫神话解读5》等文章。其间,得到《解放日报》"上观新闻"主编王多先生的支持,又在2月17日的"上观新闻"发表了《中华传统民俗中的战瘟疫》一文。以上这些文章奠定了本书的写作基础。

文章陆续发表以后,我渐渐萌生出写一本中华瘟疫神话的大众普及读物的想法,可惜一

直没有寻找到合适的时机。2020年下半年，我
见到了久未谋面的宋丽军女士，我俩都对学术
普及很有兴趣，于是就想在这方面有所作为。
我们想了几个选题，在11月底最终选定了瘟疫
神话进行初步尝试，旨在为民众直面疫情，开
展科学防护提供精神动力和些许智力支持。
正如丽军所定的书名"除瘟记"一般，此书包
含了我们对于迅速扫除瘟疫，恢复社会安宁的
深切期望。

　　为了让本书读者有更愉悦的阅读体验，我
邀请了出身于艺术世家的知名画家施晓颉先生
加盟。晓颉是我多年挚友，有着深厚的艺术造
诣，更是一位难得的还拥有赤子之心的人。晓
颉其实很忙，但他了解我的想法后，还是愿意挤
时间为本书绘制十幅插图，并设计封面和藏书
票。这些图都十分精彩，而且融入画家自己的

理解，是对瘟疫神话的再创作。可惜作为艺术门外汉的我，无法有更多评论，只能叹服地竖起大拇指，赞一声："好热闹！"

　　本书付梓在即，请允许我在此向上述支持和帮助过我的领导、老师、朋友致以诚挚的谢意。同时，希望此书能带给读者朋友们不一样的阅读体验，如果有读者能"开卷捧腹，掩卷深思"，从中获益，那便是我渴望的快乐了。

　　　　　　　　　二〇二一年元月六日

　　　　　　毕旭玲于海上偶得斋